미세먼지 먹고도
잘 사는 법

미세먼지를 걱정하고 무서워만 하는 사람들에게 지혜롭게 이겨낼 수 있는 길잡이

미세먼지 먹고도
잘 사는 법

이전우 지음

잘 알지 못하는 데서 생기는 막연한 공포는 연구나 공부를 통해 해소되는 법인데,
이 책이 미세먼지에 대한 막연한 공포 때문에 필요 이상의 불안한 생활을 하고,
필요 이상의 비용을 지불하게 되는 사회적 분위기를 개선하는 데
조금이나마 도움이 되었으면 한다.

작가
고실

미세먼지 먹고도 잘 사는 법

초판 1쇄 인쇄 | 2021년 12월 13일
초판 1쇄 발행 | 2021년 12월 27일

지은이 | 이전우
펴낸이 | 김용길
펴낸곳 | 작가교실
출판등록 | 제 2018-000061호 (2018. 11. 17)

주소 | 서울시 동작구 양녕로 25라길 36, 103호
전화 | (02) 334-9107
팩스 | (02) 334-9108
이메일 | book365@hanmail.net
인쇄 | 하정문화사

　해마다 봄이 오면 늘 야기되던 황사현상이 또다시 시작되었다. 이 황사현상 때문에 미세먼지도 봄의 전유물로 생각하는 사람이 많지만 현실은 그게 아니다. 미세먼지라는 말이 우리의 일상을 불편하게 만들기 시작한 것은 불과 몇 년 전부터의 일이다.

　미세먼지는 전국적인 현상이고 중국서 불어오는 바람이 많은 봄에 심하기는 하지만 이제는 거의 계절이 없어졌다. 특히 최근 중국의 공장이나 화력발전소가 우리의 서해 쪽으로 대거 이동해 세워지면서부터 부쩍 심해졌다.

　2020년 코로나19가 심해져서 중국의 공장들이 멈춰 섰을 때 많이 맑아졌던 한반도의 하늘에 또다시 미세먼지가 기승을 부린다. 코로나19 사태로 멈추었던 공장들이 가동되기 시작한 탓이다.

　예전에는 비가 오는 것을 별로 좋아하지 않았는데 요즘은 비가 기다려지는 때가 많은 것은 그나마 먼지로 오염된 공기가 빗물에 씻겨 맑은 공기를 숨 쉴 수 있으려니 하는 기대감에서다.

　공기의 오염과 미세먼지는 개인의 노력으로는 해결할 수 있는 문제가 아니다. 공공의 노력이 있어야만 원천적으로 환경을 개선하고 미세먼지의 영향권에서 벗어날 수 있으며 적절한 조처를 한다고 하더라도 단시간에 효과가 나타날 수 있는 성질의 것도 아니다.

미세먼지 농도가 높아질수록 또 지속되는 일수가 길어질수록 국민 건강에 미치는 위협은 점점 커지고 있는 것이 눈앞에 닥친 현실이다.

하지만 연일 보도되는 미세먼지 예보와 점점 자주 울리는 미세먼지 경보는 어느새 '미세먼지는 조금만 마셔도 병이 되는 독극물'로 인식이 되게 국민을 몰아가고 있다. 또한 온 국민으로 하여금 마스크 착용과 실외활동 금지령이 유일한 대책인 것으로 간주되면서 전 국민을 공포의 도가니로 몰아가는 추세이다.

보통 잘 알지 못하는 데서 생기는 막연한 공포는 연구나 공부를 통해 해소되는 법인데, 이 책이 미세먼지에 대한 막연한 공포 때문에 필요 이상의 불안한 생활을 하고, 필요 이상의 비용을 지불하게 되는 사회적 분위기를 개선하는 데 조금이나마 도움이 되었으면 한다.

이 책의 제1장에는 미세먼지와 초미세먼지의 종류와 우리나라의 대책에 대해서 살펴본다. 여기서 이야기한 미세먼지에 대한 사회적인 대책은 아직도 변화의 여지가 많고, 시간이 지날수록 획기적인 방법이 나올 수도 있고, 또 필자의 전문분야가 아니라서 가능하면 짧고 간략하게 언급했다.

2장은 먼지의 정의와 먼지의 구분 및 미세먼지가 인체에 미치는 영향을 나이별로 이야기하고 미세먼지에 효과가 있는 평강해독차를 복용하신 분들의 반응을 분석하고, 미세먼지로 인해 올 수 있는 질환에 대해서 간략히 다뤘다. 같은 초미세먼지이지만 몸에 긍정적인 효과를 일으키는 아로마요법도 다뤘다.

제3장은 피부와 호흡기의 해부학적인 구조와 기능을 간략하게나마 정리해뒀는데 의학용어가 나오고 해서 좀 난해해 보이지만 찬찬히 읽어가면 잘 알 수 있을 것이다. 이 단원에서 면역의 개념과 우리 몸의 입주민인 세균과 바이러스에 대해서도 간략히 정리를 하면서 요즘 방역에 대한 의견도 간단하게나마 피력을 했다.

제4장에는 미세먼지에 대한 저항력을 키우고 방호벽을 건강하게 하는 방법을 다루었으며

5장에는 미세먼지에 대한 일상적인 대책으로 제시한 한열(寒熱) 체질에 대한 필자의 연구를 집중적으로 다루어 보았다. 6장은 5장을 잘 이해하면 별로 필요 없는 파트이지만 그래도 간단히 미세먼지에 좋은 음식이라는 타이틀로 가장 기본적인 것 몇 가지는 언급을 하고 말미에 한약이 진실로 어떤 것인지에 대해서 설명을 했다.

필자의 바람은 이 책이 미세먼지의 위험성을 걱정하고 무서워만 하는 사람들에게 지혜롭게 이겨낼 수 있는 길잡이가 되었으면 한다.

아울러 한열체질을 잘 이해하고 이를 실천함으로써, 아이들을 키우는 어머니들이 가지고 있는 환경에 대한 막연한 두려움과 지병이 있는 노인들이 과하게 드시는 약들이 거의 중독에 가까워지는 현실, 무분별하게 선택을 강요받는 건강식품 등 몸에 맞지도 않는 약과 음식을 기준도 없이 먹는 일을 조금이나마 줄이는데 도움이 됐으면 한다. 결과적으로 한열에 맞는 지혜로운 식생활과 건강을 유지하는 생활습관으로 미세먼지를 비롯한 불건전한 환경에서도 활력있게 잘 살 수 있기를 원한다.

끝으로 이 책이 나오기까지 끊임없는 성원과 많은 조언을 해준 항상 존경해 마지않는 사랑하는 아내와 그리고 어느덧 훌쩍 큰 아이들, 특히 관심 있게 조언을 해준 장남, 자기 일처럼 같이 고민해준 형제들 그리고 늘 함께하면서 모든 궂은일을 묵묵히 처리해 주는 평생의 동료인 스매싱의 여왕께 감사드리고 주변에 계신 관심을 보여주신 많은 분들께 감사드린다.

2021년 겨울
행림거사

제2장 _먼지에는 어떤 것들이 있나?

제3장 _인체는 정부 조직보다 효율적이다

제4장 _미세먼지에 대한 현명한 대처법

제1장

미세먼지라는
이름의 재앙

물고기가 물을 떠나서 살 수 없듯이 사람은 공기 속에서 숨을 쉬지 않고는 살 수가 없다. 숨을 쉬지 못하는 날은 곧 세상을 떠나는 날이다. 그런데 숨 쉬는 공기가 문제가 되고 있다. 물이 오염되면 물고기가 죽어서 둥둥 떠오르듯이 언젠가는 사람도 숨을 못 쉬게 되는 날이 올지도 모른다.

본래 인체는 먼지와 떨어져 살게 되어 있지 않다. 꽃가루나 흙먼지 바다의 소금 결정, 화산재, 산불의 검댕이 등등 선사시대부터 먼지는 늘 있어 왔고, 현재도 진행형이지만 최근에는 산업화와 문명의 발달로 예전에 없던 먼지들이 생겨나기 시작했고, 그것이 초미세먼지라는 이름과 함께 환경문제로 다가오기 시작했다.

2020년은 코로나로 산업이 침체되어 일시적으로나마 하늘이 깨끗해졌다는 이야기가 많이 나온다. 역으로 이야기한다면 죽을 각오로 환경문제를 개선하지 않으면 문제해결은 요원한 것으로 봐야 한다.

01. 미세먼지 예보

1. 미세먼지 경보가 내렸습니다, 여러분

"숨 막히는 하루였습니다. 관측 이래 최악의 미세먼지가 한반도를 뒤덮었습니다. 전국적으로 초미세먼지 주의보가 내려졌고, 경기 남부는 사상 첫 초미세먼지 경보가 발효됐습니다. 수도권을 포함한 10곳에서 연이틀 비상저감조치가 시행되고 있습니다……."

2019년 1월 14일, SBS TV 저녁뉴스를 전하는 앵커의 목소리는 숨 가쁘게 들렸다. 수도권에서 초미세먼지 공식 관측을 시작한 2014년 이래 처음으로 내려진 초미세먼지 경보였다. 그 후 미세먼지 주의보/경보가 발령되는 날이 점점 많아지고 있고, 농도는 점점 더 높아지고 있다.

2019년 3월 초부터 무려 일주일간 초미세먼지 경보가 수도권에 내려졌다. 급기야 2019년 3월, 국회 본회의에서 '미세먼지 사회재난규정법'이 통과했다. 미세먼지가 사회재난으로 선포된 것이다. 미세먼지 비상저감조치가 전국으로 확대되었다. 미세먼지로 숨 막힌 출근길에 나선 시민들은 "흑백 TV로 세상을 보는 것 같아요"라고 비명을 지른다.

2. 미세먼지 경보가 내려진 거리의 풍경

1960년대 이후 산업화 과정을 거치면서 공해公害는 심각한 사회문제로 떠올랐다. 전국에 우후죽순처럼 솟아오른 공장 굴뚝과 자동차에서 배출되는 유독가스로 인한 대기오염, 산업폐기물과 오폐수의 증가로 환경과 생태계는 크게 위협받게 되었다.

산업화 되기 전 우리나라에는 미세먼지는커녕 공해라는 말조차 존재하지 않았다. 1961년 이희승 선생이 편집한 국어대사전에도 '공해公害'라는 단어가 나오지 않는다. 그때는 가난해도 청정한 자연환경 속에서 살았다.

그런데 TV 앵커가 숨 가쁘게 '숨 막히는 하루였다'는 보도를 하던 날, 여의도 부근에서도 63빌딩 고층 부분은 구름에 가린 것처럼 아예 보이지 않았고, 먼지에 가려서 태양도 제대로 보이지 않았다.

미세먼지 경보가 발령된 날 수도권의 1시간 평균 농도 최대치는 2014년 192μg/㎥, 2015년 245μg/㎥, 2016년 373μg/㎥, 2017년 423μg/㎥ 등으로 급격하게 높아지고 있다.

얼마 전까지 우리는 황사와 스모그 때문에 몇 미터 앞도 내다보이지 않는 베이징 거리, 대낮에도 전조등을 켜고 다니는 차량들, 방독면 같은 장비를 머리에 쓰고 다니는 베이징 시민들을 보고 '저런 곳에서 어떻게 살아?'라는 생각을 했다.

1952년 런던 스모그 사건은 인류를 충격과 공포에 빠뜨린 최악의 공해 사건이다. 런던 스모그 사건은 자그마치 1만 2,000명이 사망하는 대참사였다.

영화 〈인터스텔라Interstellar〉를 보면 지구온난화, 생태계의 파괴 등으로 지구는 사람이 살 수 없는 행성으로 변해간다. 지구 산소의 양이 줄어들고 대신 지독한 미세먼지가 지구를 덮는다. 미세먼지는 강력한 산성오염물질이라서 나무도 풀도 자라지 못한다. 숨 쉴 공기도 먹을 식량도 없는 인간은 지구를 떠나 다른 행성을 찾아 나선다. 환경문제에 등한시하다가는 이런 세상이 조만간 들이닥칠지 모른다.

3. 미세먼지 경보가 내렸을 때 어떻게 해야 하나
-미세먼지 등급에 따른 행동요령

환경부의 미세먼지의 환경기준과 예보기준이 2018년 3월 27일에 새롭게 발표되었다

우리나라는 분석 결과 2018년 서울시 일평균 초미세먼지PM2.5 농도는 25.0μg/㎥였고 미세먼지PM10 농도는 49.1μg/㎥로 확인되어서 아직은 간당간당하지만 환경기준에는 들고 있다.

미세먼지PM10, PM2.5 경보는 미세먼지의 시간당 평균 농도가 규정된 수준 이상에 도달되었을 때 발령되며, 주의보와 경보로 구분되는데 경보 발령 시 조치사항은 시민 건강 보호와 대기오염 개선을 하

기 위한 목적으로 '서울특별시 대기오염 예보 및 경보에 관한 조례'
에 제시되어 있다.

환경부는 기상청과 협력하여 기상 모델 및 수치 모델을 이용하여
미세먼지 예측을 수행하여 환경부 홈페이지와 에어코리아를 통해
대기 상태를 발표하고 있는데 홈페이지나 앱에서 표출되는 화면으
로 시도별 미세먼지, 초미세먼지, 황사, 오존, 자외선 예보를 확인할
수 있다.

〈미세먼지 등급과 행동요령〉

예보구간		등급			
		좋음	보통	나쁨	매우 나쁨
예측농도	PM10	0~30	31~80	81~151	151 이상
	PM2.5	0~15	16~35	36~75	76 이상
행동요령	민감군		실외 활동시 특별히 행동에 제약을 받을 필요는 없지만 몸 상태에 따라 유의하여 활동	장시간 또는 무리한 실외활동 제한, 특히 천식을 앓고 있는 사람이 실외에 있는 경우 흡입기를 더 자주 사용할 필요가 있음.	가급적 실내활동, 실외 활동 시 의사와 상의.
	일반인			장시간 또는 무리한 실외활동 제한, 특히 눈이 아픈 증상이 있거나, 기침이나 목의 통증으로 불편한 사람은 실외활동을 피해야 함.	장시간 또는 무리한 실외 활동 제한. 목에 통증과 기침 등의 증상이 있는 사람은 실외활동을 피해야 함.

미세먼지의 경우 81부터 '나쁨'이며 151이 넘으면 '매우 나쁨' 상태가 된다. 초미세먼지는 36부터 '나쁨'이며 76이 넘으면 '매우 나쁨'이다.

국립환경과학원에서는 미세먼지의 농도에 따라, '좋음', '보통', '나쁨', '매우 나쁨' 으로 구분하고 각각의 상태에 따른 행동요령을 발표를 했는데 위의 표와 같다.

02. 대책은 없고 공포만 있다

1. 미세먼지 공포

"미세먼지 불안에 공기청정기 불티나게 팔린다."
"미세먼지 공습… 에어클리너·차량용 공기청정기 매출 급증"

요즘 언론과 인터넷에서 이런 기사를 찾기는 어렵지 않다. 미세먼지에 대한 국민적 관심이 어느 때보다 높다.

겨울과 봄철이면 더욱 심각해지는 미세먼지 때문에 핸드폰에서 연일 울리는 비상저감조치 안내 문자…….. TV의 앵커는 "오늘같이 미세먼지 심한 날 외출 시에는 반드시 마스크를 쓰세요."라고 말한다.

그래서 많은 시민들이 아예 외출을 포기하고 창문 닫기와 외출이나 야외 운동하지 않기 등의 대응을 한다. 그런데 TV에서는 전문의가 나와서 "초미세먼지가 폐·혈관 등에 침투해 각종 질환을 유발하는 것이 속속 드러나고 있고, 최근엔 뇌에 영향을 주는 것이 주목을 받고 있습니다"라고 말한다.

어린이, 노약자, 호흡기 환자와 임신부 등 가리지 않고 외출 시 마스크를 꼭 쓰라고 매일 같이 언론에서 부추기고 있던 차에 2020년 코로나19의 습격으로 마스크가 일상화가 되어버렸다.

초미세먼지 농도가 짙을수록 폐암, 폐렴, 심장병, 뇌졸중, 치매 등

질병 자체가 증가한다는 것이다. 그러면 사람들은 극심한 심리적 공포에 빠진다. 미세먼지에 대한 공포심이 높아지면서 환기와 외출 기피만이 아니라 공기청정기가 불티나게 팔린다.

또 미세먼지가 나쁨이라는 보도를 보고는 문을 꼭 닫고 사는 사람들도 있다고 한다. 이는 미세먼지보다는 실내공기의 오염이 더 심각한 것을 모르고 실외 미세먼지에 대한 과도한 공포심이 가져오는 부작용이다. 이러다가는 미세먼지가 직접 일으키는 건강 피해보다 오히려 더 큰 사회적 비용과 부작용이 어디에서 어떻게 나타날지 두려울 정도다. 과도한 불안감이 오히려 사회적으로 더 큰 피해를 가져오는 사례를 우리는 수돗물, 가습기, 메르스 사태 그리고 작금의 코로나19 사태 등에서 충분히 목격해 오지 않았던가!

과도한 불안을 가져오는 미세먼지 문제는 사람들을 심한 우울증에 빠지게도 한다. '미세먼지'와 '우울증'이 함께 언급된 글 수는 2013년에 비해 2017년에 22.3배로 증가했다고 한다. 우리나라가 OECD 국가 중 자살율 1위인 것에 미세먼지에 대한 공포도 상당한 활약을 할 것이다.

2. 우리나라의 미세먼지 현실

사람들은 우리의 미세먼지 문제가 지금이 가장 나쁘다고 생각을 하고 있지만 실제는 그렇지 않다.

1970년대, 1980년대 산업화 시대에 서울 등 대도시에서 살았던 사람들은 하루만 입어도 와이셔츠가 새까맣게 되거나 손과 얼굴이 심하게 더럽혀지던 경험을 했을 것이다. 그 당시는 미세먼지라는 말조차 없었으나 엄청난 공해, 엄청난 검댕이와 미세먼지가 도심을 뒤덮고 있었다.

우리나라에서는 1970년대 말부터 대기환경기준이 설정되어 대기오염물질 감시를 목적으로 대기측정소를 설치 운영하기 시작했다.

대기오염이 심해지면서 정부는 1984년부터 대기오염물질 가운데 먼지를 측정하기 시작했다. 당시에는 미세먼지PM10 또는 PM2.5를 측정한 것이 아니라 먼지의 크기와 관계없이 공기 중에 떠다니는 모든 먼지의 총량(총먼지, TSP : Total Suspended Particle)을 측정했다.

'88서울올림픽' 개최가 결정되자 국제올림픽위원회IOC는 서울시에 대기질의 개선에 대한 관리대책을 요구해 왔을 정도로 서울시의 공기는 좋지 않았다.

당시에는 미세먼지뿐만 아니라 아황산가스의 주요 배출원이었던 가정의 연탄, 산업체의 고유황유, 저감장치를 전혀 부착하지 않은 자동차 등의 문제가 심각했고, 오염 수치는 현재 PM2.5를 기준으로 보면 100㎍/㎥였다. '매우 나쁨' 수준이 당시엔 일상적이었다.

정부는 올림픽 기간 중 차량 2부제, 산업체 30% 가동 중단, 연탄 공급과 목욕탕 가동을 중지시키는 등 특단의 조치를 했다. 정부의 강력한 대책과 함께 '88서울올림픽'은 큰 문제 없이 마무리됐고, '88

서울올림픽'을 전후로 서울의 공기질은 많이 개선되었다.

1990년대에 들어 한반도에는 오존, 산성비, 광화학 스모그, 질소산화물NOx 등의 2차 오염물질이 새로운 대기오염물질로 부상했다. 환경부는 기준성 대기오염물질 측정망과 특수목적 대기오염물질 측정망으로 구분하여 운영했다. 1997년에 대기를 감시하는 '2000년대 대기오염 측정망 기본계획'을 수립하고 그 후 5년 주기로 측정망 기본계획을 갱신하여 새로운 대기측정 요구를 반영하고 있다.

환경부는 1단계 사업으로서 2013년 8월부터 수도권(서울, 경기, 인천)을 대상으로 PM10 시범예보를 실시했다. 그리고 11월 전국을 대상으로 시범예보를 거쳐 2014년 2월부터 전국 대상 정식예보를 본격적으로 실시했다. 기상청, 국립환경과학원으로 이원화되었던 미세먼지 예보를 2017년 7월 환경기상통합예보실로 일원화하여 미세먼지 예·경보 체계를 개선했고, 다양한 모델을 활용하여 예보 정확도를 높이고 있다. 또한 한국형 예보 모델 개발도 준비 중에 있다.

이렇듯 동분서주하고 있지만 코로나19의 영향으로 고조되어가던 환경보존운동이 꺾여서 전 국민의 환경에 관한 의식과 활동은 주춤한 상태이며 어마어마하게 늘어나는 일회용품, 배달용품으로 인한 쓰레기와 늘어나는 출퇴근 차량 등으로 국내 미세먼지 상황도 우려되는 점이 많다.

한편 우리나라는 국외 특히 중국의 영향도 상당한데 계절별로 몰려오는 황사는 물론이고 산둥성, 장쑤성 등 중국 동부지역에 널려 있는 미세먼지 배출 공장들과 엄청난 규모의 석탄화력발전소가 그 주범이다. 우리나라와 중국은 이 문제를 놓고 책임 공방을 하고 있으나, 우리 정부의 미온적인 대응과 대처에 국민의 불만은 더 커져만 가고 있다.

국민들은 "중국의 악영향이 자명한데, 정부가 지나치게 미온적이다. 중국에 더 강하게 할 말을 하라"고 요구하고 있다. 중국에 제대로 문제 제기는 안 하고 국내의 저감 노력만 요란하게 하는 것 같다는 것이다.

이에 대하여 정부는 중국 정부와 협의해서 공동 비상저감조치를 세우고, 서해상공 공동 인공강우 등을 추진할 것을 약속했다. 그런데도 중국정부는 자국의 미세먼지 상황이 상당히 개선됐다고 발표하면서 한국의 미세먼지는 한국에서 발생한 것이라고 우겨대고 있는 실정이다. 하지만 2020년에 닥친 코로나로 중국의 공장들이 많이 휴업을 하면서 우리나라는 전에 없이 맑은 나날들을 맞이했는데 2021년 들어 중국의 공장들이 재가동하게 되면서 다시 미세먼지가 심해진 것만 봐도 중국의 영향은 자명하다.

앞으로도 중국에서 오는 미세먼지는 중국의 동해안에 줄 세운 화력발전소를 보더라도 줄어들지는 않을 것이고 계속되는 오리발을 보게 될 것이다. 우리는 참으로 나쁜 이웃을 가지고 있다. 서해안에 장벽을 쌓을 수도 없고 큰일은 정말 큰일이다.

과거보다 훨씬 더 중국의 영향이 심각해진 만큼 우리의 노력 여하에 따라 대기질이 좋아질 수 있다는 희망의 끈을 놓지 말고 외교력에도 총력을 기울여야 할 것이다.

03. 우리나라의 대책

1. 미세먼지 예보능력 향상을 위한 노력

미세먼지 예보는 대기질 전망을 방송, 인터넷 등을 통해 알림으로써 국민의 건강과 재산, 동식물의 생육, 산업활동에 미치는 피해를 최소화하고 대기오염을 줄이는 데 있어 국민의 참여를 구하기 위한 제도다.

대기질 예보 절차는 '관측 → 모델 → 예측 → 전달'의 4단계로 이루어진다.

첫째, '관측'은 기상과 대기질을 감시하고 추세를 파악하는 단계다. 기상 관측망과 국내외 실시간 대기질 측정 자료가 이에 활용된다.

둘째, '모델'은 다양한 기상 조건에서 오염물질 배출량을 대기 중 농도로 변환하는 과정이다. 기상, 배출처리, 대기화학, 수송 등의 요소로 구성된다.

셋째, '예측'은 관측 자료와 모델 결과에 예보관의 지식과 경험, 노하우를 더하여 예보를 생산하는 과정이다.

마지막으로 '전달'은 생산된 미세먼지 예보 결과를 TV, 라디오, 홈페이지(에어코리아), 문자, 모바일 앱(우리동네 대기질) 등을 통해 국민에게 알리는 것이다.

"우리나라 미세먼지 예보의 지수 적중률은 87%, '나쁨' 이상의 고농도 감지 확률은 67% 수준입니다." 서울대 등이 국립환경과학원에 제출한 용역 최종 보고서에 나오는 내용이다. 특히 초미세먼지 PM2.0의 경우 봄철과 겨울철 미세먼지가 고농도일 때 예보정확도는 2015년 69%, 2016년 72%, 2017년에는 71%에 그쳤다. 현실적으로 예보정확도가 낮다 보니 최근에는 미세먼지 예측정확도 향상을 위한 다양한 연구가 이루어지고 있다.

2016년에 미국의 IBM이 환경과학원에 미세먼지 예보를 위해 자사의 인공지능AI 시스템인 '왓슨Watson'을 사용할 것을 제안해왔다. 지금까지 환경과학원의 미세먼지 예보는 예측 모델의 결과를 바탕으로 예보관이 경험을 통해 수정·보완한 뒤 최종 발표하는 체계였다.

환경과학원이 운영하는 미세먼지 예측 모델은 공기의 움직임을 예상하는 기상 모델과 화학반응을 예상하는 화학 모델이 결합한 14가지 조합으로 구성되어 있다. 즉 예보관들은 14가지에 이르는 결과의 조합을 참고해 최상이라고 생각하는 예보를 결정해 발표하는 것이다.

환경부는 예보 불확실성 감소를 위한 예보 모델 다양화와 고도화를 추진하고 있다. 먼저 한국형 예보 모델 개발 및 예보 권역별 맞춤형 상세 모델을 구축한다. 미세먼지 직접 배출과 전구물질에 의한 2차 생성 초미세먼지PM2.5의 발생 원인 분석 및 예측 기술을 개발할 예정이다. 2018년까지 미세먼지 배출량, 측정 결과를 기초로 대기 중 화학반응을 고려하여 지역 규모 영향을 예측·분석이 가능한 '대기질 영향예측시스템K-MEMS'을 개발하고 미래부, 환경부, 복지부 등 범부처 합동으로 '미세먼지 기술 개발 종합계획'을 마련하여 미세먼지 4대 분야의 과학적 솔루션 마련을 위한 '다부처 프로젝트'를 본격 추진하고 있다.

2. 정부대책

2018년 8월 '미세먼지 특별법'이 공표된 이후 '미세먼지 저감 및 관리에 관한 특별법'을 시행령으로 확정하여 3월 26일에 발표하였다. 이후 제 1차 미세먼지 특별대책위원회를 개최하여 대책 및 추진과제를 논의하였다. 그 내용은 아래와 같다.

① 국외 미세먼지의 실질적 저감을 위해 노력
② 국민에게 미세먼지에 대한 정확한 정보를 제공하고 이해도를 높이면서 불안감 해소에 노력
③ 연차별 미세먼지 평균농도 목표설정 국내 핵심 배출원에 대한 관리와 한중 협력 강화
④ 미세먼지 취약자들의 시설의 실내공기질 개선 및 농축산 등 사각지대의 배출원 관리 강화
⑤ 고농도 비상저감조치 발령
이 중에서 고농도 비상저감조치는 차량 운행제한조치를 하거나 탄력근무제 실시, 휴업이나 학생들의 수업 단축 등을 조치할 수 있

어서 우리 생활에 직접 영향을 줄 수 있다.

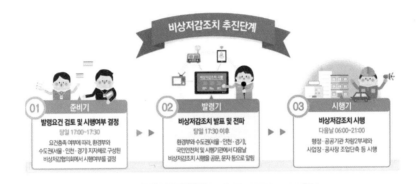

비상저감조치가 시행되면 어떻게 해야하나요?

국민은 차량 운행 제한에 적극 동참하고, 사업장·공사장은 가동시간 조정 등
미세먼지를 줄이기 위한 조치를 하여야 합니다. (위반시 과태료 부과)

정부·지자체
· 대기오염 불법배출, 차량 배출가스, 불법 소각 단속 및 공사장 운영 실태 점검 강화
· 살수차, 도로 청소차 운영 확대 및 지하역사 등 다중이용시설 실내공기질 관리 강화
· 민간·취약계층 보호 강화 및 국민 참여 홍보 등

※ 자세한 사항 및 불법배출·소각 신고는 지자체 환경부서로 연락
  (○○시, □□□-□□□□)

대기배출 사업장
· 사업장의 가동시간 변경, 가동율 조정
· 대기오염방지시설 효율 개선 등 저감대책 실시

건설 공사장
· 공사장의 공사 시간 변경·조정 등 저감 대책 실시
· 공사장 인근 물청소 확대 및 비산먼지 발생 억제 강화

국민
· 대중교통 이용, 에너지 사용 줄이기 등 국민행동요령 실천
· 발령 지역의 시·도 조례에 따른 차량의 운행제한 준수('19.2.15일부터 시행)
  * 운행제한 차량 (예시): 2005년 이전 등록(제작) 노후 경유차
※ '18.12월 대상차량 별도 통지 예정

3. 에어코리아

한국환경공단은 실시간으로 공기 오염상태를 확인할 수 있는 전국 실시간 대기오염도 공개 홈페이지를 운영하고 있다. 여기에 대한 자세한 설명은 에어코리아 홈페이지에 나오는 인사말로 대신할까한다.

한국과 일본의 20개 도시에서 공동으로 개최된 2002년 제17회 한·일 월드컵축구대회의 성공적인 개최를 위하여 국립환경과학원은 2002년 4월부터 우리나라 10개 시·도 경기장 주변 16개 지점의 대기오염도를 제한적으로 공개하기 시작하였습니다.

이를 계기로 한국환경공단은 2003년 12월부터 기존에 구축되어 있는 대기오염측정망 관련 인프라를 이용하여 대기오염도의 실시간 공개에 대한 국민적 요구에 부응하고 보다 양질의 대기환경정보를 제공하고자 전국의 모든 측정소를 대상으로 대기오염도를 공개할 수 있는 확대방안을 마련하였습니다.

일차적으로 2004년 4월부터 전국의 대기오염측정망에서 측정되는 아황산가스, 일산화탄소, 이산화질소, 오존, 미세먼지 등 대기오염도 자료를 수집·관리하는 국가대기오염정보관리시스템NAMIS을 구축하여 국가와 지방자치단체 등 행정기관에서 대기환경정책 자료로 활용할 수 있도록 정보를 제공하였습니다.

NAMIS에 수집된 막대한 양(연간 3억 4천만건)의 대기오염도 자료는 보다 알기 쉽고 편리하게 국민이 접할 수 있도록 시스템의 최적화, 표출방식, 대국민 의견수렴 및 시범운영 등을 통해 1년여의 각고의 노력 끝에 2005년 12월 28일 드디어 "에어코리아"라는 전국실시간대기오염도공개홈페이지www.airkorea.or.kr 가 탄생하였습니다.

에어코리아는 전국 112개 시·군에 설치된 398개의 도시 대기측정망, 도로변 대기측정망, 국가 배경 측정망, 교외 대기측정망에서 측정된 대기환경기준물질의 측정 자료를 다양한 형태로 표출하여 국민들에게 실시간으로 제공하고 있습니다. 또한, 기상청에서 운영하는 황사경보제와 지자체에서 운영하는 오존경보제 등의 자료도 함께 공개하고 있어 대기오염으로 인한 국민의 피해 예방에 크게 기여하고 있습니다.

4. 미세먼지 추적위성 천리안 2B호

2019년 2월 19일 우리나라는 국내 기술로 만든 정지궤도 위성 천리안 2B호가 발사했다. 천리안 2B호는 정지궤도 위성으로는 세계 최초로 대기환경 조사기능을 갖춘 위성이다.

이 위성은 한반도 주변의 고농도 미세먼지가 어디서 어떻게 발생하는지, 어떤 경로로 이동하는지 하루 8번 실시간으로 관측할 수 있다. 이번 위성에는 대기 중 미량기체를 측정할 수 있는 초정밀 광학 초분광기가 탑재되어 있어서 대기 중 미세먼지를 유발하는 20여 가지 대기오염물질에 대한 정보와 미세먼지의 이동경로를 추적할 수 있다.

또, 해양탑재체는 천리안 1호보다 관측해상도가 약 4배 향상돼 적조, 녹조 같은 해양 현상도 더 정확하게 조사할 수 있다.

5. 미세먼지를 줄이면 온실가스도 걱정 없다

미세먼지가 황사와 비슷하다고 생각할 수 있지만, 발생 원인에 명확한 차이가 있다. 황사는 중국이나 몽골 지역 흙먼지, 모래바람이 우리나라까지 날아오는 일종의 자연현상인 반면에 미세먼지는 인간 활동으로 생성된다.

자동차 배기가스, 공장·발전소 매연, 가정에서 사용하는 석탄·석유 등 화석연료가 연소되면서 배출되는 오염물질이 미세먼지 주범이다.

미세먼지와 기후변화는 어떤 상관관계일까?

미세먼지와 기후변화 모두 화석연료 연소에서 비롯된다는 공통점을 가졌다. 기후변화의 주된 원인 중 하나가 온실가스이다. 온실가스란 땅에서 복사되는 에너지를 흡수함으로써 온실효과를 일으키는 기체이다. 1992년 교토의정서에 이산화탄소·메탄·아산화질소·수화불화탄소·과불화탄소·불화유황 등이 삭감 대상으로 꼽힌 온실가스인데 이 중에서 가장 큰 비중을 차지하는 이산화탄소가 화석연료를 태우면서 배출되기 때문이다. 기후변화로 온도가 올라가면 생활이나 생태계의 교란은 당연하고, 오존과 같은 대기오염물질 생성이 촉진돼 미세먼지 발생이 증가하는 악순환을 가져온다.

화석연료 의존도를 줄이는 것이 온실가스 배출을 줄일 뿐 아니라 조기사망 요인 중 하나인 미세입자 배출을 줄이고 건강까지 긍정적인 영향을 미치는 연결고리인 셈이다.

유엔환경계획UNEP과 세계기상기구WMO는 기후변화 대응으로 대기오염과 인간 건강 예상편익을 분석한 연구를 내놨다. 현재까지 제안된 400여 개 온실가스 저감대책을 전 지구적으로 이행하면 초미세먼지PM2.5가 저감되고 이는 2030년 세계인구 최저 70만 명에서 최다 460만 명의 조기사망을 감소시키는 것으로 계산됐다.

한 외신은 기후변화 완화를 통해 미세먼지와 오존 노출을 줄이면 2050년까지 1,300만 명의 조기사망자가 줄어들 것이란 연구 결과를 보도했다. 각국은 화석연료 사용저감 등 기후변화 대응 정책에 적극 투자하면서, 이로 인한 대기오염 저감효과를 국민에게 알리는 데에도 적극적이다. EU는 2030년까지 1990년 대비 최소 40%의 온실가스 감축 계획을 발표하며, 신재생에너지 개발과 에너지 효율 개선 등 경제 전반에서 화석연료 의존도를 낮추는 탈탄소화를 선도하고 있다.

미국은 2030년까지 2005년 대비 온실가스 배출량을 26~28% 감축하겠다는 계획을 발표하면서 이로 인한 대기환경 개선 효과로 미국에서 해마다 10만여 명의 천식 환자와 약 2,100명의 심장마비 환자가 줄어들 것이라고 밝히기도 했다. 그간 미온적이었던 중국마저 자국의 심각한 스모그로 인한 건강 피해를 막기 위해 온실가스 감축에 적극 나섰다.

그렇다면 우리는 무엇을 해야 할까?

에너지를 아끼고 대중교통을 이용하는 생활 속의 노력만으로도 온실가스 감축과 대기오염 저감에 기여할 수 있다. 우리 아이들의 건강한 미래를 위해 '온실가스 1인 1톤 줄이기'에 가족과 함께 참여해보면 어떨까.

6. 이제는 중국에 할 말을 해야 한다

코로나19 사태를 만나 중국의 공장들이 멈춰서자 우리나라의 하늘은 산업화 이전의 하늘처럼 청명해졌다. 유리처럼 반짝거리는 하늘을 보고 코로나19 사태 속에서도 좋은 점은 있다고 즐거워하는 이들도 있었다. 중국에서 코로나19 사태가 진정되어가자 이제 또다시 중국발 미세먼지가 공습을 감행하고 있다. 앞에서 잠시 살펴보았지만 중국발 미세먼지 문제는 심각하다.

중국발 황사와 미세먼지는 왜 한반도로 날아오는 걸까?

그것은 편서풍偏西風 탓이다. 편서풍은 지구의 자전에 의한 전향력 Coriolis Effect/轉向力으로 인해 북위 및 남위 35도~65도인 중위도 지방의 상공에서 1년 내내 서쪽에서 동쪽으로 부는 바람이다 때문에 한반도는 일기도를 보면 기상 현상이 항상 서에서 동으로 변화하고 있다. 그래서 몽골에서 발생한 황사나 중국에서 발생한 미세먼지는 편서풍을 타고 우리나라로 고스란히 날아올 수밖에 없다.

실제로 중국의 영향이 얼마나 되는지 살펴보자.

중국은 계속 베이징의 미세먼지 농도가 낮아졌다고 선전한다. 언론은 물론이고 해외 학자들까지 동원하고 있으며 산업체의 지방 이전, 경유차의 도시 진입 금지, 난방에 석유 사용 금지 등을 시행함으로써 특별히 관리하고 있다.

중국은 2013년부터 본격적으로 베이징에 있는 공장을 지방으로 이전시키기 시작했다. 이 당시 1,500여 개의 공장들이 허베이성 일대로 옮겨갔다. 이 공장들은 주로 심각한 대기오염을 일으키는 철강, 시멘트, 전해 알루미늄, 비철금속 등을 생산하는 공장들이다. 중국은 2020년까지 2,000여 개의 공장을 더 동쪽으로 이전시킬 계획이다. 이렇게 되면 그 동쪽에 있는 우리나라는 중국의 무시무시한 환경오염의 영향을 고스란히 받게되고 실제로도 그렇게 되고 있는 중이다. 특히 환경부가 미세먼지 주범으로 꼽은 '석탄화력발전소' 만 놓고 봐도 중국의 영향은 매우 심각하다.

한반도 인근 지역에서 가동 중인 석탄발전소는 2018년 1월 지군으로 모두 1,625기(전체 2,849기)로 총 설비용량(최대 가능 생산용량)은 51만 3894㎿에 이른다. 이는 중국 전체 총 설비용량(93만 6057㎿)의 절반을 넘는 수치다.

특히 한반도와 가장 가까운 산둥山東성에만 현재 344기가 가동 중인데, 산둥성 하나의 설비용량이 한국 석탄발전 총 설비용량(3만 7973MW)의 2.3배가량이다. 정말 엄청난 양이다. 산둥성과 한반도는 직선거리로 불과 300여km에 불과하므로 이곳에서 발생한 미세먼지는 편서풍을 타고 한반도로 고스란히 날아올 수밖에 없다.

그럼에도 2019년 1월, 중국 환경생태부 대변인은 "중국은 엄청나게 미세먼지가 줄어들고 있다. 한국의 미세먼지는 한국에서 발생한 것"이라고 뻔뻔하게 주장하고 있다.

2018년 10월, 인천보건환경연구원은 도대체 중국의 어느 지역에서 미세먼지가 날아오는가에 대한 연구 결과를 발표했다. 연구에 의하면 중국 대도시인 상하이, 베이징 주변 공장 밀집 지역이 주범이라는 것이다. 이곳에서 발생한 미세먼지가 서풍이나 북서풍을 타고 인천 등 우리나라 서부권으로 유입되고 있다는 것이다.

이런 상황인데도 중국 정부는 한국의 미세먼지는 한국에서 발생한 것이라고 우겨댄다. 우리는 참 나쁜 이웃을 두고 있는 셈이다.

당시 바른미래당 이준석 최고위원은 당 최고위원회의에서 "백령도의 미세먼지 농도가 $168\mu g/㎥$이고, 서울 여의도의 미세먼지 농도도 $168\mu g/㎥$이다. 백령도에 무슨 노후 경유차가 있나. 시민과 영세 사업자들에게 미세먼지의 책임을 씌우지 말고 중국에 할 말을 하라"고 주장했다.

국제 환경분쟁은 지속적이고 과학적인 대처가 필수이다. 싱가포르가 숲을 태워 개간하는 인도네시아에 대해 국제기구에 꾸준히 피해 보고서를 제출하고 벌금·징역형을 포함한 '월경성越境性 오염방지법' 까지 제정해 강력 대처한 사례를 우리 정부는 연구할 필요가 있다.

그나마 다행인 것은 최근 두 나라가 향후 협업을 다짐하는 '공개 선언' 을 했다는 점이다.

2021년 2월 10일 환경부는 브리핑을 통해 '한중 환경 당국, 미세 먼지대응상황합동발표' 라는 제목의 보도 자료를 배포했다. 이 자료 에 따르면 "양국 환경부는 각각의 오염물질 배출을 줄이고 이를 위 해 상호 협력을 강화하겠다"고 밝히고 있다.

실제 양국은 2015년부터 대기질 측정 자료를 공유하고 2019년부 터는 예보 정보도 교환하고 있다. 자료에 따르면 한중 두 나라는 자 국 내 대기 오염물질을 줄이기 위해 여러 노력을 펴왔다. 두 나라는 주로 산업 현장의 오염물질 배출을 줄이고, 석탄발전 가동을 줄이거 나 오래된 내연기관차를 감축하는 데 집중했다.

그 결과 한국의 1입방미터㎥당 연평균 초미세먼지 농도는 2015 년 26μg(마이크로그램 · 100만분의 1g)에서 2020년 19μg으로 26.9% 줄었 다. 중국의 연평균 초미세먼지 농도도 같은 기간 46μg에서 33μg으로 28.3% 감소했다.

어쨌거나 서로에게 책임을 떠넘기고 맹비난을 하던 양국의 분위 기가 바뀐 것은 환영할 만한 일이고, 두 나라가 나란히 이름을 걸고 협업 계획까지 공표한 것은 놀라운 일이다. 중요한 것은 '한중 미세 먼지 협업' 이 선언에만 그치지 말고 더욱 긴밀하게 협조해서 실제적 효과를 거두어야 한다는 점이다.

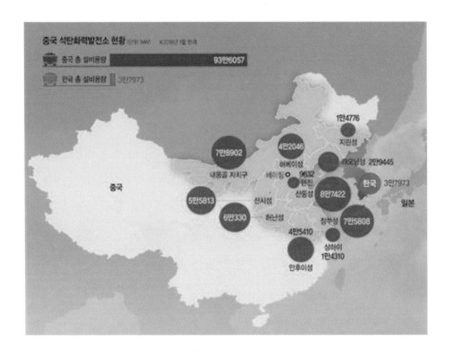

단언컨대 코로나19 사태를 겪으면서 한반도의 공기가 깨끗했던 것은 코로나19로 인한 중국의 경제활동 위축되었던 때문이다. 중국의 공장들이 재가동되면서 중국 본토는 물론 한반도 상공이 다시 흐려지고 있는 것이 이를 방증하고 있지 않은가.

이제 두 나라의 오염물질 방지에 대한 협업을 '공개선언' 했으니 활발한 공동연구와 꾸준한 정책 실행으로 이어져 더 맑은 하늘과 숨 쉴 수 있는 공기가 되돌아오길 기대한다.

04. 실내먼지가 더 불안하다
–대부분의 생활을 실내에서 하는 현대인

실제로 우리가 가장 많이 접하면서 신경써야 할 것은 실내먼지이다. 도시인들은 생활의 대부분을 사무실이나 집 또는 건물 속 지하철 등등 밀폐된 실내에서 생활을 하기 때문이다. 그 공간 자체에서 생기는 여러 가지 화학오염물질이나 곰팡이 등등과 요리나 작업이나 운동 등 실내에서 하는 모든 활동이 먼지를 유발하며 밀폐된 공간에서 생성된 많은 먼지는 자체내에서는 해결할 방법이 사실상 별로 없다.

환기가 가장 간편하면서 최선이다. 실외공기가 아무리 탁하다고 해도 실내공기보다는 맑으니 밖이 뿌옇다고 하더라도 주기적인 환기에 익숙해져야 할 것 같다.

1. 실내먼지 관리는 왜 필요한가?

현대인은 하루의 80~90% 이상을 가정이든 사무실이든 실내에서 생활하고 있으므로 실내 환경이 건강에 미치는 영향은 매우 크다. 미국 환경보호청EPA은 실내공기 오염 심각성과 인체 위해성에 대한 일반인들의 무관심을 경고하고 있으며, 가장 시급히 처리해야 할 환경문제 중 하나라고 발표했다.

세계보건 기구WHO의 조사에 따르면 실내공기오염으로 사망하는 사람이 실외공기오염으로 사망하는 사람보다 더 많다고 한다.

주거형태가 대부분 아파트로 바뀌었고, 단독 심지어는 전원주택이라 하더라도 단열이나 방음 등의 목적으로 환기보다는 밀폐가 우선이라 실내 먼지에 대한 피해 역시 따라 늘고 있다.

실내공기에는 실외에서 들어오는 미세먼지 외에도 건축자재, 가구, 전기·전자제품, 생활용품 등에서 발생하는 먼지, 휘발성유기화합물VOCs, 포름알데히드HCHO, 석면, 라돈, 미생물 등이 있으며 최근에는 애완동물까지 집안에서 기르는 가정이 크게 늘어나면서 애완동물의 털이나 진드기까지 가정의 공기오염 요소가 점점 다양해지고 있다.

그 외에도 살충제, 스프레이, 방향제, 세정제 등등에다가 사람의 활동으로 인한 먼지도 상당하며 호흡이나 대화 등에서 나오는 비말, 침대나 카페트의 진드기 등 나열하자면 이루 말하기도 어려운 모든 것들이 다 실내공기 오염의 원인에 한몫을 한다.

가령, 일반 가정집의 실내 미세먼지 농도는 보통 $40\mu g/m^3$인데 청소기를 이용할 때 $200\mu g/m^3$, 고기나 생선을 구울 때는 일시적이지만 $1,160\sim2,530\mu g/m^3$까지 높아진다.

가습기의 소독약이나 음이온이 생성된다는 라돈침대 등의 예에서 보듯이 실외 같으면 전혀 문제가 되지 않을 농도의 것이라도 좁고 밀폐된 공간에 장시간 노출되면 문제가 생기게 되므로 몇몇 가지의 중요한 실내공기 오염물질은 법으로 규제하기도 한다.

이렇듯 실내공기의 위험요소는 좁은 공간과 밀폐라는 두 가지 사안으로 심각해질 수 있기 때문에 법으로 규제하여 관리하는 것도 중요하지만 생활 속에서 개인이 틈틈이 환기를 하면서 실내공기의 다양한 위험 요소를 희석시키는 지혜도 중요하다.

2. 건강을 해치는 10대 실내공기 오염물질 그리고…

실내공기의 오염은 비좁고 밀폐된 공간에서 사는 사람들의 숙명인지도 모른다.

일반적으로 실내공기 오염은 건축용 내장재, 인간의 활동, 각종 생활용품 등에서 다양한 오염물질이 방출된다.

환경부는 실내공기의 상태를 악화시키는 물질로 미세먼지, 이산화탄소, 포름알데히드, 부유미생물, 일산화탄소, 이산화질소, 라돈, 총휘발성유기화합물, 석면, 오존 등 총 10가지를 정하고, 이들 물질에 대한 기준을 만들어 관리하고 있다.

간략하게 10종의 물질을 언급하고 그 외에도 중요한 담배, 집먼지진드기, 미세플라스틱과 도로와 지하철의 미세먼지에 대하여서도 살펴보기로 하자.

① 미세먼지PM10

② 이산화탄소CO2: Carbon Dioxide

③ 포름알데히드Formaldehyde

④ 총부유세균TAB: Total Airborne Bacteria

⑤ 일산화탄소CO: Carbon Monoxide

⑥ 이산화질소NO2: Nitrogen dioxide

⑦ 라돈Rn: Radon

⑧ 휘발성유기화합물VOCs: Volatile Organic Compounds

⑨ 석면Asbestos

⑩ 오존O3: Ozone

1) 미세먼지(PM-10)

미세먼지 문제는 이 책 전반에 걸쳐서 다루고 있는 주제이지만, 실내공기 오염물질 중 미세먼지가 가장 비중이 크다. 미세먼지는 조리, 난방 등 생활에 필요한 연소 기구를 사용하는 과정, 그리고 실내 바닥에서 발생되는 먼지 때문에 발생한다.

계절에 따라 각자의 실내 환경에 따라 다르지만 외부에서 들어오는 오염된 공기의 유입으로도 실내 미세먼지 농도와 오염도는 높아진다. 국민생선이라는 고등어는 환경부에서 주방 미세먼지의 주원인으로 꼽았다고 이슈가 된 적이 있다.

참 황당할 수도 있는 이야기지만, 실제로 고등어를 구울 때의 연기가 심하긴 하다. 특히 서울같이 밀집해서 사는 도시에서 온 시민이 다 같이 생선이나 육류를 구워먹는다는 그 광경이 아마도 환경부 관리의 등골을 서늘하게 했나보다.

이건 순전히 내 개인의 생각인데 종로의 생선구이 골목을 가득 메운 연기를 보면서 그런 생각을 했는지도 모르겠다.

2) 이산화탄소(CO_2 : Carbon Dioxide)

실내의 이산화탄소는 주로 사람이나 애완동물 그리고 식물들의 호흡활동이나 담배나 주방화기 난방기기의 연소시에 많이 나온다. 밀폐된 PC방, 강의실, 공연장, 극장 등 이용객 밀집도가 높은 곳에서는 이산화탄소 오염도가 증가하기 쉽다. 고농도 이산화탄소에 노출될 때 권태, 현기증, 구토 등의 증상이 나타난다.

이산화탄소 오염은 실내 체적, 실내 인원, 난방 여부 및 환기장치 등에 의해 영향을 받는다. 특히 지하 작업장 같은 곳에서는 공기순환이 적체되어 이산화탄소 오염도가 상당히 높다.

3) 포름알데히드(Formaldehyde)

세계보건기구WHO 산하 국제암연구소IARC는 포름알데히드를 1급 발암물질로 규정하고 있다. 포름알데히드는 벽지, 단열재, 바닥재, 접착제, 페인트, 장식재 등 건축자재에서 많이 검출되는데, 새집증후군 SHS : Sick House Syndrome이나 아토피 피부염의 주요 원인이 될 수 있다.

새 집에 입주하거나 새 가구를 샀을 때 매캐한 냄새, 눈이나 목의 따가움을 느꼈다면 거기에 사용된 접착제와 페인트의 포름알데히드가 공기 중으로 방출된 때문이다.

포름알데히드가 인체에 미치는 영향은 이것이 인체에 노출되는 양과 기간이 중요한 변수이다. 포름알데히드는 적은 농도에서도 두통, 눈, 코와 목의 따가움, 마른기침, 피부 건조와 가려움 등의 증상이 나타난다. 심할 경우에는 호흡기 장애를 일으킬 수 있고, 천식이 있는 사람에게는 심한 천식발작을 일으킬 수도 있다.

폐의 염증과 더불어 현기증, 구토, 설사, 경련같은 급성 중독 증상을 일으킬 수 있고, 독성 폐기종으로 사망할 수도 있다. 무색의 자극적인 가스이기 때문에 최루탄의 원료로도 쓰인다.

4) 총부유세균(TAB : Total Airborne Bacteria)

총부유세균은 공기 중에 떠다니는 세균을 말하는데, 그 특성상 1년 내내 실내에 존재한다. 총부유세균은 먼지나 수증기 등에 붙어 생존하며 스스로 번식하는 생물학적 속성을 지닌 탓에 실내 공기질 관리가 소홀하면 순식간에 증식하게 된다.

총부유세균은 '다중이용시설 등의 실내공기질관리법'에서 유지기준을 정해서 규제하고 있으며, 특히 어린이집, 의료기관, 노인요양시설, 산후조리원 등 민감계층 이용시설에서는 청결상태 및 행동양상, 환기상태에 따라 독감, 홍역, 수두 등과 같은 전염성 질환들과 알레르기성 질환, 아토피성 피부염, 호흡기 질환 등을 유발시킬 수 있다.

세균은 주로 음식물 찌꺼기, 애완동물의 분뇨, 물이 고여 있는 곳에서 잘 번식하고 냉장고, 가습기, 공기청정기, 애완동물 등에서도 많이 검출되는데 이 세균들은 공기 중을 떠다니는 먼지에 붙어 있다가 다습한 환경이 되면 순식간에 증식한다. 특히 습기가 많을 때(습도 70% 이상)와 20~35℃의 온도 범위에서 번식이 빠르다.

5) 일산화탄소(CO : Carbon Monoxide)

일산화탄소는 난로나 가스레인지 등 난방기구의 불완전 연소 과정에서 발생한다. 과거에는 연탄가스라는 이름으로 수많은 사람의 목숨을 앗아가기도 한 무색무취의 가스이다.

2018년 12월 17일 강릉 펜션 가스보일러 유독가스 질식 사고는 대표적인 일산화탄소 중독 참사이다. 고등학교 학생 10명이 실내 일산화탄소에 질식해 3명이 숨지고 7명이 의식을 잃은 이 사건은 실내 일산화탄소가 생명에 얼마나 위험한지를 잘 보여 준다.

일산화탄소는 대기 중에 산소보다 훨씬 적게 분포되어 있지만 헤모글로빈과의 반응성이 산소보다 훨씬 강하기 때문에 일산화탄소 농도가 적정 수준 이상 올라가면 혈중 산소 농도가 낮아지게 되어 중추신경계(뇌, 척추)가 영향을 받는다. 공기 중에 일산화탄소가 많아지면 가볍게는 두통, 메스꺼움, 현기증 등이 나타나며 위중해지면 의식을 잃거나 사망에 이를 수 있다.

6) 이산화질소(NO$_2$: Nitrogen dioxide)

실내 이산화질소는 가스·석유 보일러 등 난방이나 가스레인지로 음식을 조리할 때 일산화탄소 등과 같이 발생한다. 이산화질소는 외부에서 유입되는 양도 상당량 존재하는 편인데, 점막 자극이 강하고 호흡기에 장애를 일으킨다.

일반적으로 이산화질소 노출 농도의 80~90%가 호흡으로 인해 체내로 흡수될 수 있으며, 2ppm 이상의 이산화질소의 농도가 건강한 성인의 폐 기능을 약화시키거나 상당히 변화시킬 수 있다고 많은 연구에서 밝혀졌다.

공기 중에 이산화질소가 많아지면 혈압 상승, 질식감, 불안감을 일으키고 두통, 메스꺼움, 현기증 등이 나타나며, 중증의 경우 의식을 잃거나 사망에 이를 수 있다.

7) 라돈(Rn : Radon)

라돈은 주로 화강암류의 암석, 토양 등에 존재하는 무색 · 무취 · 무미의 기체로 지구상 어디에서나 존재하는 자연 방사능 물질이다. 건물 바닥이나 갈라진 틈, 마루바닥, 배관 등을 통하여 실내로 들어와서 사람이 흡입하기 쉬운 가스성 물질이다.

2018년 라돈 침대 파문이 온 세상을 시끌시끌하게 만들었다. 그해 5월 시중에서 판매되는 침대 매트리스에서 1급 발암물질인 라돈이 검출됐다는 사실이 보도되면서 시작된 파문이었다. 라돈은 침대뿐만 아니라 생리대, 벽지, 온수매트, 골프장갑 등 무려 102종의 생활밀착형 제품들에까지 검출되었다.

공기 중에 퍼진 라돈이 호흡기를 통해 기관지나 폐로 들어오면 결국 폐세포를 손상시켜 암을 유발하게 된다. 세계보건기구가 1급 발암물질로 규정한 라돈에 의한 폐암 사망자가 교통사고 사망자보다 많은 것으로 알려져 있다. 미국에서 1년 동안 발생한 폐암 사망자 가운데 10% 이상이 라돈에 의한 피해자라 한다. 흡연에 뒤이은 폐암 발생의 주요 원인이다.

그러나 지나친 걱정은 필요없다. 라돈은 공기 중으로 쉽게 증발되는 성질을 갖고 있으며 고농도 라돈이 호흡기로 들어갈 경우에만 피해를 주기 때문에 환기가 자주 이루어진다면 크게 신경 쓰지 않아도 된다.

8) 휘발성유기화합물(VOCs : Volatile Organic Compounds)

휘발성유기화합물은 벤젠, 톨루엔, 자일렌, 에틸벤젠, 스티렌 등의 물질로 페인트, 접착제, 드라이클리닝용제, 방향제, 살충제, 소독제 등등 석유화학제품에서 발생한다. 얼마 전 시중에서 판매되는 10종의 일회용 생리대에서 생식 독성, 피부 자극성 물질 등 유해물질이 검출되어서 사회적 물의를 빚은 바 있는데, 그때 검출된 물질이 벤젠, 트리클로로에틸렌, 스타이렌, 톨루엔, 헥산, 헵탄 등이다.

벤젠은 발암성 물질로 호흡을 통해 약 50%가 인체에 흡수된다. 지속적으로 노출될 시에는 호흡 곤란과 불규칙한 맥박 등을 초래해 혼수상태에 빠지게 만든다. 톨루엔은 주로 호흡기를 통해 체내에 흡수돼 두통과 피로, 평형장애를 일으킨다. 고농도 노출 시 마비가 올 수 있다. 자일렌을 흡입하면 비틀거림, 졸림, 감각 상실 등의 증상이 나타나고, 폐부종이나 식욕 감퇴 등이 발생할 수 있다.

휘발성유기화합물의 많은 양이 가정용 소비재 제품에서 나온다는 결과는 천연소재나 인체에 무해한 소재로만 쓸 수가 없다면 최소한 환기라도 자주 해야 한다는 것을 말해준다.

9) 석면(Asbestos)

석면asbestos이란 돌이지만 솜처럼 가볍고 부드러운 물질이라고 붙여진 이름이다. '돌 석石'자와 '솜 면綿'자가 합쳐져서 만들어진 이름인데 석면은 가늘고 긴 입자상 물질이라 호흡기를 통해 체내에 침착되면 치명적 손상을 입힌다.

석면은 일찍이 그리스 로마시대 때부터 활용하고 있었는데 당시에도 석면 취급자는 조기에 사망한다고 알려져 왔다. 근대에 이르러 1924년 영국 석면 방직공장에서 일하던 여직공이 3년 만에 폐 질환으로 사망하는 일이 발생하였는데 당시에 알려진 폐 질환과는 다른 특이한 증상을 발견한 담당의사가 석면폐Asbestosis로 인한 사망이라고 최초로 진단을 내렸다.

1960년 J. C. 와그너 박사는 남아프리카공화국에서 사례연구를 통해 원인 불명의 폐 질환이 청석면에 의한 것이었음을 밝혀내고 학계에 석면의 위험성을 최초로 제기했다.

그 후 석면은 그 유해성이 널리 알려져서 선진국에서는 사용금지 물질이다. 우리나라에서는 2015년 4월부터 국내 생산과 사용이 전면 금지되었고, 과거에 지어진 건축물에 사용된 석면을 제거하는 공사가 이루어지고 있다.

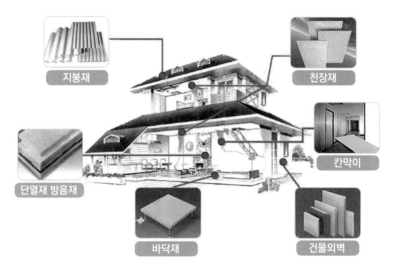

지붕재

천장재

칸막이

단열재 방음재

바닥재

건물외벽

[석면의 쓰임새]

석면 사용이 금지되기 이전 우리나라로 수입이 된 석면의 80% 이상은 건축자재의 원료로 사용되었다.

먼저 공장이나 창고, 축사의 지붕으로 자주 볼 수 있는 슬레이트 지붕이 바로 석면이다. 오래된 건물의 화장실 칸막이 벽도 석면으로 만들어졌다. 불에 잘 타지 않고 단열에도 좋은 효과를 가졌기에 석면은 건물 사이의 단열재에도 들어갔으며 기타 거의 모든 곳에서 흔히 사용하던 건축재였다.

2009년 1월 1일 이후로 착공(완공신고 아님)신고 된 건물에는 석면에 대해선 법적으로 완전금지되었으므로 걱정할 필요가 없으나 2009년 이전 거의 모든 건물에는 경제적인 시공 편이성, 우월한 강도, 방염, 방음, 방풍 등의 잇점으로 석면이 사용이 안 된 곳을 찾는 게 더 어려울 정도로 사용했었고, 그 석면이 현재도 대부분 남아있는 실정이다.

석면은 사람에게 폐암, 진폐증의 일종인 석면폐증 등 불치의 호흡기 질환을 일으키는 대표적 발암물질이다. 악성중피종은 폐를 둘러싼 흉막이나 내장을 감싼 복막에 생기는 암이다. 현재까지 밝혀진 유일한 원인은 석면 노출이다.

석면 질병의 피해자는 전 세계적으로 셀 수 없이 많다. 그중 영화배우 스티브 매퀸이 있다. 매퀸은 중피종으로 사망하였는데 취미인 카레이싱을 할 때 입은 석면방화복이 가장 유력한 발병 원인으로 추정된다.

석면은 가루 형태로 호흡기를 통해 체내에 흡입되는데 콧털이나 기관지 섬모에서 걸러지지 못한 아주 작은 가루는 '폐포'까지 도달하게 되는데, 보통 먼지의 경우 '폐포肺胞'까지 도달하게 되면 '대식세포'가 활동하여 먼지를 분해하거나 배출하는 등 처리를 하지만, 석면 입자는 구조적으로 가시와 같은 형태라 세포막과 접촉했을 때 세포막의 손상을 초래하며 또 쉽게 부식되지 않는 성질을 가지고 있어서 체내에서 반영구적으로 머물며 지속적인 손상을 입힌다.

석면은 인공적인 것만 해로운것이 아니고 자연적인것도 마찬가지이다. '자연에 존재하는 석면', 즉 토양이나 암반에 자연 상태로 붙어 있는 석면을 확인해보는 방법으로 환경부에서 2010년부터 자연 발생 석면의 분포현황을 파악하여 지질도를 만들어서 관리하고 있다.

2017년 11월 20일부터 환경부 "석면관리종합정보망http://asbestos. me.go.kr"을 통해 전국의 석면 건축물 현황을 파악할 수 있는 "주변 석면 건축물 찾기" 서비스를 시작했다.

여기서는 전국의 2만 4868개에 이르는 석면 건축물의 주소, 용도, 위해성 등급, 석면 건축자재의 위치, 면적, 종류 등의 정보를 제공한다.

석면은 건축자재뿐만 아니라 일반 생활제품에서도 검출되어 문제가 되기도 한다. 2009년 4월 1일에 베이비파우더에 들어가는 탈크에 석면이 검출되었는데 미국, 유럽, 일본 등에서 탈크에 대한 석면 검사를 오래전에 실시한 것과 달리 한국 식약청에서는 그 위해성을 알았음에도 불구하고 방치한 것이 문제가 되었다. 식약청에서는 '인체의 위해성에 대한 보고서가 없다'고 했지만, 2004년에 식약청의 연구보고서에서 안정성의 재평가가 필요한 5가지 원료 중 하나로 탈크가 포함되어 있었다.

그 후 석면으로 오염된 탈크가 의약품 업체 300여 곳에 공급된 걸로 밝혀지면서 화장품이나 의약품 등으로 조사를 확대하였고, 석면 검출 우려가 높은 5개의 화장품과 1,122개의 의약품들을 회수 및 판매금지하였다.

10) 오존(O₃ : Ozone)

대기 상층부에 있는 오존층은 태양 자외선을 흡수해서 생태계에 도움을 주는 반면, 인공적으로 발생하는 환경속의 오존은 유해하다. 오존Ozone은 그리스어로 '냄새'라는 뜻일 정도로 냄새가 매우 강하고 독성이 강하다. 복사기를 돌렸을 때 진하게 느껴지는 냄새, 자외선 살균기에서 맡을 수 있는 금속성의 비릿한 냄새가 바로 오존의 냄새다.

오존은 복사기, 레이저프린터, 팩스, 자외선살균기, 음이온 공기청정기 등등 사무기기와 소독기에서 많이 발생한다. 실내 오존 농도가 높아지면 눈과 목 등에 따가움을 느끼고 코막힘, 기침, 호흡 곤란 및 가슴 통증, 두통 등의 증세가 나타날 수 있다. 반복 노출 시에는 기관지염, 천식, 심장 질환, 폐기종 같은 증상을 앓고 있는 사람의 경우 증상이 악화될 수 있다. 오존을 생성하는 장비는 좁고 밀폐된 공간에 두지 말고 환기가 잘되는 곳이나 여의치 않으면 배기팬을 설치하는 것이 좋다.

3. 담배

아마도 담배는 가장 많이 거론되는 발암물질이며 가장 핍박 받으면서도 애용되는 기호품이다.

요즘에는 집안이나 사무실, 공공장소에서 담배를 피우는 사람이 거의 없지만, 여성 흡연 인구도 꾸준히 늘고 있으며 갖은 박해에도 줄기차게 피우는 의지의 애연가들의 숫자는 아직도 만만치가 않다.

담뱃갑에 유해하다는 문구를 달고, 광고마다 험한 모습을 보여주고, 피울 수 있는 장소도 점점 줄어들어도 애연가는 아직 많다. 다만 전 방위적인 압박 때문인지 좀 덜 해로우면서 맛과 향을 즐기려는 방법으로 전자담배가 나왔는데 이것도 발암물질이 들어있다고 발표되었지만 애용 인구는 점차 늘어가는 추세이다.

거리의 건물 옆이 이제는 공공연하게 흡연 장소가 되어가면서 실내 흡연이 이제는 거의 도로 흡연으로 바뀌고 있는 추세인데 점심시간에는 거의 농성 분위기이다. 그래서 담배를 싫어하는 사람들은 이 시간에 건물 옆을 지나가는 것이 상당한 고통일 수도 있다. 애연가들한테는 참으로 안된 이야기지만 여론은 간접흡연조차 상당히 위험하다고 알려져 있어서 점점 설자리가 없어져 간다.

일본에서는 아파트에서 발생하는 간접흡연 피해와 관련해 2012년 12월에 나온 판례가 있다. 당시 나고야 지방법원은 흡연 남성에게 간접흡연으로 아파트 위층에 사는 여성의 몸 상태를 악화시켰다며 위자료 5만 엔을 지불하라고 명령했다. 이 판례는 상당히 의미심장하다. 집안에서 베란다로 쫓겨난 흡연자들에게 아예 아파트 밖으로 나가라는 판결이나 다름없다.

담배를 태우면 니코틴의 대부분은 연소되어 날아가도 인체에 작용이 충분한 정도로 흡수되어 뇌에서 아세틸콜린, 노르에피네프린, 에피네프린, 바소프레신, 알기니, 도파민, 베타엔돌핀 등 수많은 전달물질이나 효소의 배출을 자극한다.

흡연을 짧고 빠르게 하면 혈중에 낮은 니코틴 농도를 만들어 내어서 신경전달을 주로 자극하여 뇌의 노르에피네프린과 도파민의 활동을 강화하여 정신이 흥분되는 마약 효과를 유발하며, 깊게 흡연을 하면 높은 혈중 니코틴 농도를 만들어 내어서 세로토닌과 아편제의 효과를 향상시켜 평온 및 진통 효과를 유발하게 되는데, 대부분의 마약과 비교할 때 니코틴은 복용량이 증가함에 따라 흥분제에서 평온 진통제로 바뀐다는 점이 특이하다.

4. 집먼지 진드기

집먼지 진드기는 인간이 사는 곳마다 있는 거미류이며 크기는 약 300~430㎛ 정도이며 인간의 피부 세포를 먹지만 살아있는 사람들에게는 살지 않는다.

먼지 진드기는 어둡고 따뜻하며 습기 찬 기후를 선호하는 종인데 보통 온도 18~29℃ 습도 78~80%이 생육 최적온도이며 집에서는 주로 매트리스, 침구류 및 카펫에 서식을 한다.

집에 있을 때 벌레에 물리지도 않았는데 피부에 붉은 반점이 생겼

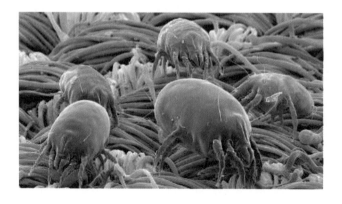

을 경우에는 집먼지 진드기를 의심해 봐야 한다.

진드기 자체는 인체에 거의 무해하지만 진드기의 분변은 인체 호흡기의 촉촉한 표면에 접촉 시 해로운 효소가 방출될 수 있으며 분변내의 단백질은 알레르기를 일으킬 수도 있다.

천식이 있을 때 진드기의 분변은 아주 흔한 알러젠으로 인식되고 있으며 먼지 1g당 진드기의 수가 100개체 이상이 되면 알레르기를 일으킬 위험이 있는 것으로 알려져 있다.

진드기의 분변이나 그들이 생산하는 기타 알레르기 항원은 집 먼지의 주성분이며 무거운 편이라 침구나 바닥 등의 표면에 있다가 사람의 활동이나 바람 등에 따라 떠다니게 되는데 먼지가 다시 떨어져 가라앉는데 20분에서 2시간정도 걸린다고 한다.

대책으로는 아래와 같다.

① 집먼지 진드기는 습한 것을 좋아하므로 가능하면 집을 건조하게 한다.

② 온도보다는 습도에 더 민감하므로 가능하면 습도를 50% 이하로 유지한다.

③ 강력한 진공청소기라면 먼지는 물론 진드기도 빨아들일 수 있다.

④ 침대매트리스, 카펫, 천 소파는 알레르기 환자나 노약자가 있는 가정에서는 가급적 사용을 자제하는 것이 좋다.

⑤ 2~3개월마다 침구류 전체를 뜨거운 물에 세탁하는 게 좋고, 매트리스 같은 경우에는 햇빛에 널어 일광소독을 하는 것이 좋다.

⑥ 극세사를 이용하는 것도 집먼지 진드기의 서식을 방지하는 좋

은 방법이 될 수 있다.

⑦ 계피나 정향같은 해충을 퇴치하는 향을 가져다 놓는 것도 한
방법이다.

5. 미세플라스틱(Microplastics)

플라스틱의 등장

플라스틱이 최초로 등장한 것은 당구공을 대체하는 물질을 찾는
노력에서 비롯되었다. 그때까지 당구공의 주재료인 상아가 코끼리
의 멸종 우려와 맞물리면서 비용이 만만찮았기 때문이다.

1863년에 미국 뉴욕에서 내건 현상모집에서 인쇄공이었던 하이엇
트 형제가 니트로셀룰로우스와 장뇌를 섞어서 매우 단단한 물질인
천연셀룰로이드를 만들어서 특허출원함으로써 플라스틱의 시대를

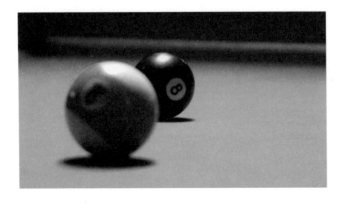

열었고, 1909년에 벨기에의 베이클랜드가 페놀포르말린수지, 즉 베이클라이트를 개발함으로써 본격적으로 활용되기 시작했으며 나중에 뒤퐁사에 의해서 나일론이 합성되어 스타킹을 만들면서부터 플라스틱의 수요가 폭발적으로 늘어나게 되었다.

현재는 모든 산업과 모든 분야를 막론하고 플라스틱이 없는 곳이 없다. 심지어는 치약이나 화장품 연마제, 타이어 가루도 다 플라스틱의 일종이다.

플라스틱은 이름 그대로 맘대로 성형이 가능하며 경도나 강도를 맘대로 조절할 수가 있고, 화학적으로 안정성이 있어서 분해가 되지 않으며, 값이 싸서 인류는 이때까지 편리하게 사용해왔다. 그렇지만 그 장점들 중 특히 분해가 되지 않는 것이 결국은 환경의 발목을 잡게 되었다. 일단 생산되면 없어지지 않으니 플라스틱이 없는 세상은 지구상 어디에도 없다. 사람이 갈 수 없는 심해에도 비닐봉지가 가라앉아 있다는 보고가 있을 정도이다.

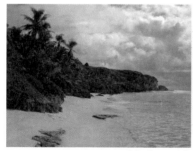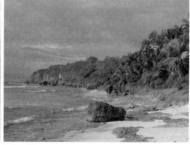

[유네스코 세계자연유산으로 등록될 당시의 핸더슨섬]

플라스틱의 실태

남미 칠레 남부에서 5,600㎞ 떨어진 곳에 위치한 무인도인 '핸더슨섬'은 산호초 군락지와 갯벌 생태계가 잘 보존돼 '태평양의 보석'으로 불리던 곳이다. 이에 유네스코는 지난 1988년 핸더슨섬을 유네스코 세계자연유산으로 등록해 그 아름다움을 전 세계에 알리고자 했다.

현재의 핸더슨섬의 상징물은 산호초와 갯벌이 아닌 플라스틱 용기를 등껍질로 사용하는 소라게가 돼버렸다. 세계에서 가장 아름다운 섬이 30년 만에 쓰레기로 가득 차 버린 것이다.

호주와 영국의 해양학자들이 이 섬의 오염실태를 조사한 결과 핸더슨섬에 무려 3,800만 개의 쓰레기가 쌓여 있었다. 핸더슨섬이 사람이 살지 않는 무인도인 것을 감안하면 섬에 쌓인 쓰레기는 모두 대륙에서 만들어져 바다를 통해서 온 것이라는 결론이 나온다. 그 쓰레기는 거의 대부분이 99.8%이 플라스틱이었다.

페트병을 위시하여 비닐봉지, 컵, 쇼핑백, 포장지, 빨대, 낚싯줄,

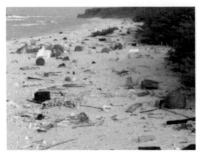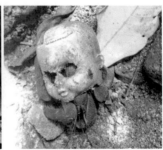

[불과 30년 후인 핸더슨섬의 현재 모습]

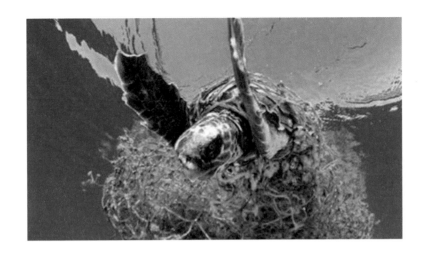

어망실 등 사용하고 난 플라스틱들이 이곳저곳에 버려져 해양생물이나 환경에 지대한 영향을 주고 있는 것이 전 지구상의 공통적인 현실이다.

미세플라스틱이란?

이중 특히 분해 중인 플라스틱이나 애초에 만들어진 5mm 미만의 미세한 플라스틱 입자를 미세플라스틱Microplastics이라 하고, 그중 1mm 미만은 '마이크로비드microbead'로 정의하고 있는데 이것의 양도 엄청나다.

미세플라스틱은 용도에 의해서 공업용 연마재, 화장품 또는 샌드블라스트용 연마재 등에 직접 사용하기 위해서 생산되거나 다종다양한 소비자 제품을 생산하기 위한 전단계의 원료(펠렛이라 부름)들이나 해양 쓰레기 등의 큰 플라스틱 재료가 물결 등이 기계적인 힘과 태양광, 특히 자외선UV이 일으키는 광화학적 프로세스로 분해되어 조금씩 조금씩 자잘한 조각이 된 결과 생긴다.

가정에서는 세제, 화장품, 세정제, 세안제, 치약 등을 사용을 하게 됨으로서 환경 중에 풀어나가게 되는 통로가 되며 세탁 중이나 자연상태에서 발생하는 합성섬유의 천에서 분리되는 입자 등도 무시할 수 없다.

수십년 동안 사용했던 플라스틱이 여러가지 경로로 분해되거나 기하급수적으로 늘게된 미세플라스틱의 소비량에 의해 미세플라스틱은 전 세계의 해양과 심지어는 공기 중에도 널리 분포하게 되고 그 양은 확실하게 증대하고 있다.

사용하고 버린 플라스틱 폐기물이 우여곡절 끝에 작은 알갱이마이크로비드가 되어 다시 우리에게 식탁이나 공기, 물 등의 여러 곳에서 나타나는 경우가 이제는 흔하게 되었다. 세계 각지에서 여러 연구가

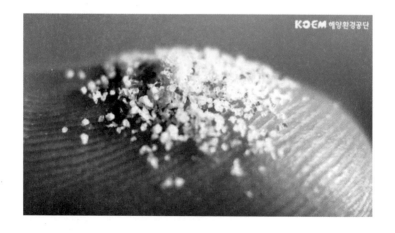

이뤄지면서 미세먼지처럼 미세플라스틱 역시 완전히 피하기는 어려운 상황임이 드러났다.

2018년 10월 김승규 인천대 교수와 환경단체 그린피스가 함께 조사에 나서 6대륙 16개 나라에서 얻은 28가지 천일염을 분석했더니, 인도네시아에선 무려 1㎏당 1만 3629개 조각이 검출됐다고 보고했다. 국내 3곳에서 생산된 것도 1㎏당 100~200개나 발견됐다.

2018년 11월 환경부 조사에 따르면 국내 정수장 24곳 중 3곳에서 1리터당 미세플라스틱이 0.05개 검출됐다. 국외 연구에선 꿀이나 맥주 등에서도 미세플라스틱이 검출됐다는 보고도 있다.

1주일에 우리가 먹는 여러 경로의 플라스틱 총량은 평균 카드 하나 정도의 무게인 5g 정도 되는 것으로 추정되고 있다.

미세플라스틱의 위험성 -우리는 매주, 카드 한 장씩 먹는다

미세플라스틱이 우리 몸에 어떤 과정을 통해 얼마나 나쁜 영향을 끼치는지를 보여주는 직접 증거는 아직 없으며 연구도 아직은 미비하지만, 증가하는 미세플라스틱이 몸에 유해할 수 있다는 우려는 계속된다.

두 가지 관점이 있을 수 있는데 하나는 작은 크기로 인하여 생길 수 있는 영향과 플라스틱에 첨가되거나 흡착된 유해물질의 영향으로 나눌 수 있다.

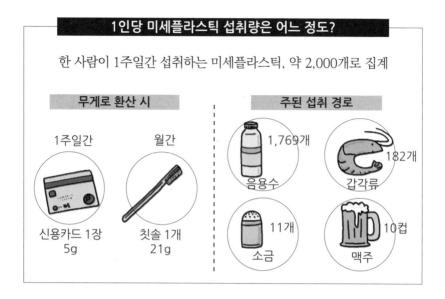

1인당 미세플라스틱 섭취량은 어느 정도?

한 사람이 1주일간 섭취하는 미세플라스틱, 약 2,000개로 집계

무게로 환산 시

1주일간 — 신용카드 1장 5g

월간 — 칫솔 1개 21g

주된 섭취 경로

음용수 1,769개

갑각류 182개

소금 11개

맥주 10컵

첫 번째 위협 요소는 아주 작은 플라스틱 알갱이가 세포나 조직 안에 들어와 물리적인 영향을 줄 수 있는 위험성으로 미세먼지와도 같은 관점이다. 150㎛(0.15㎜)보다 큰 조각은 위장관을 거쳐 몸 밖으로 배출되지만, 이론적으로 1.5㎛보다 작은 것들은 몸속에 더 깊숙이 침투할 수 있는 것으로 추정된다. 하지만 실제 침투되어서 무슨 변화나 영향을 받았다는 보고는 없다.

플라스틱이 자체의 반응성이 별로 없기 때문에 나타나는 현상이면 다행인데 뭔가 일을 하기전이라면 정말로 무서운 일이다.

두 번째 위협 요소는 제조 때 첨가된 화학물질이나 혹은 나중에 흡착된 유해물질이 있는 플라스틱이 인체에 들어오면서 자연스럽게 접촉되어 몸에 독성으로 작용할 가능성이다. 플라스틱은 자석처럼 외부 오염물질을 끌어당긴다. 폴리에틸렌과 폴리프로필렌 조각은 폴

리염화비페닐이나 DDT 같은 독성 화학물질과 비스페놀A 등의 내분
비교란물질을 흡수하는 스펀지 역할을 한다.

특히 먹이사슬을 통해 계속 전해지는 POP(persistent organic pollutants
잔류성 유기오염물질)는 많은 연구자가 눈여겨보는 잠재적 위험 요인이
다. 이는 일본에서 명명했듯이 환경호르몬이라는 이름으로 그 해로
움은 꾸준히 보고 되고 있다.

환경호르몬 피해의 대표적 예로, 젖병과 같은 음식용기나 CD의
재료로 쓰이는 비스페놀A가 여성호르몬에스트로겐과 유사한 작용을
함으로써 남성에게서 무정자증을 유발하게 하고 여성에게서는 이상
성징후가 나타나게 하는 등의 작용을 하는 것을 들 수 있다. 현재 비
스페놀A는 프탈레이트계 가소제와 함께 한국 정부가 규정한 위험한

화학품명	주된 건강 영향
알디카브(테믹)	신경계에 독성이 높아
벤젠	염색체 손상, 빈혈, 혈액질환, 백혈병
사염화탄소	암, 간장·신장·폐·중추신경계 손상
클로로포름	간장·신장의 손상, 발암성 의심
다이옥신	피부질환, 암, 유전자 변이
이취화에틸렌(EDB)	암, 남성불임
폴리염화비페닐(PCBs)	간장·신장·폐의 손상
트리클로로에틸렌(TCE)	고농도로 간장·신장의 손상, 중추신경계의 기능저하, 피부장애, 발암성과 변이원성이 의심
폴리염화바이닐	간장·긴장·폐의 손상, 폐·심혈관, 위장장애, 발암성과 변이원성이 의심

환경호르몬으로 분류되어 있다.

방지대책

우선 가장 간단하면서도 확실한 방법은 바로 플라스틱 제품을 사용하지 않는 것이다.

전체 플라스틱 제품의 약 40%를 차지하는 제품군은 바로 포장재이다.

흔히들 많이 사용하는 일회용 봉투나 가방 같은 포장재 대신 에코백이나 장바구니처럼 계속해서 쓸 수 있는 상품을 이용하면 많은 양의 플라스틱을 줄일 수 있다.

최근에는 국가정책적으로도 미세플라스틱을 줄이고자 하는 노력을 많이 기울이고 있다. 미세플라스틱이 주로 사용되던 화장품에도 더는 미세플라스틱이 들어갈 수 없게 법이 개정되었으며, 커피숍이나 패스트푸드점에서 매장 내 일회용 컵 사용금지와 같은 규정도 시행되고 있기도 하며 우리나라는 이러한 정책을 통해 2030년까지 플라스틱 폐기물 발생량을 절반 이하로 줄이는 것이 목표로 되어 있다.

2003년 비닐봉지 유료화를 시작으로 지난해 7월 식품의약품안전처가 '화장품 안전기준 등에 관한 규정'을 개정해 화장품에 들어가는 미세플라스틱 사용을 전면금지하는 등 규제에 나서고 있다. 앞으로 점점 더 많은 정책이 나와야 할 것으로 보인다. 환경에 대한 국민들의 인식이 높아져서 일회용기 사용을 줄이며 다들 텀블러나 에코

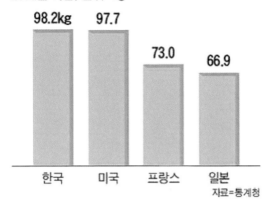

일회용품 줄이기에 팔 걷어붙인 EU

1인당 플라스틱 연간 사용량
2016년 기준, 단위: kg

98.2kg   97.7   73.0   66.9
한국   미국   프랑스   일본

자료=통계청

백 등을 사용하는 운동이 점점 확산되어가고 있었는데 2020년 코로나19의 핑계로 일회용기를 비롯하여 배달음식 포장 등으로 어마어마하게 늘고 있다.

둘째로 플라스틱을 꼭 사용해야 한다면 사용한 플라스틱을 재활용하는 것도 방법이다. 가정의 플라스틱 폐기물들이 재활용 과정을 거쳐서 새로운 제품으로 재탄생하고 있으며 기업 차원에서 많은 노력을 기울이고 있다.

특히 재활용 분야에서는 일본이 거의 독보적이다. 90%에 육박하는 재활용률을 보이고 있는데 우리나라는 30% 정도에 머물고 있으며 특히 컵 등의 일회용품 재활용률은 단 5%도 안 된다.

셋째로 플라스틱을 분해가 가능하거나 순환이 될 수 있는 재료로 바꾸는 것이다. 현재까지 나온 분해시키는 방법에는 빛이나 박테리아나 화학약품 등이 있는데 광화학 방법은 프랑스에서 이미 실용되어 있으나 햇볕의 조도가 일정해야만 효율이 좋아지는 단점이 있다.

플라스틱에 전분이나 식물의 성분을 첨가해서 만들어서 저절로 분해되게 만드는 플라스틱을 바이오플라스틱이라 하는데 예를 들면 수술할 때 쓰는 체내에서 녹아 없어지는 실 같은 것이 그것인데 아직은 비용이 너무 많이 들지만 점점 개선되고 있는 추세이다.

최근에는 생분해성 플라스틱 합성에 관여하는 유전자를 대량으로 복제해서 대장균 같은 세균 속에 집어넣으면 대장균은 체내에 생분해성 물질인 PHB라는 물질을 대량으로 만들게 되며, 이것을 분리해서 플라스틱 원료로 쓰는 것을 연구 중이다. 현재 우리나라의 원자력연구소에서 이런 식으로 개발 중인 바이오 플라스틱은 현재 가성비가 아주 좋다고 발표되었다.

다만 우려되는 것은 이렇게 분해가 가능한 플라스틱을 쓴다고 하더라도 그 양이 대량이 된다면 분해에 걸리는 기간 동안의 오염과 분해의 산물이 또 다른 오염을 일으킬 수도 있기 때문에 결국은 무조건 적게 쓰는 방법 이상은 없을 듯하다.

6. 도로와 지하철의 미세먼지

사실 도시인에게 가장 문제가 되는 실내 먼지는 도로와 지하철의 미세먼지이다. 서울을 고속도로로 통해 들어오면서 맑은 날에도 먼지의 돔이 형성되어 있는 것을 보면 '아! 저 먼지 구덩이에 우리가 들어가는구나' 하는 생각이 든다. 거기에 있는 지하철도 마찬가지다. 점점 개선을 하고 있다고는 하지만 시민의 발인만큼 수많은 인파의 먼지만 하더라도 굉장하다.

지하철 내부와 승강장의 먼지도 대단하지만 터널의 먼지는 승강장보다 225% 이상의 농도인데 이 지하철의 환기구에서 나오는 미세먼지의 양이 개당 연간 251Kg이나 된다고 한다.

최근 도심의 미세먼지와 지하철의 미세먼지를 같이 제거하는 '양방향집진기'가 대구 도시철도공사에서 세계 최초로 개발 성공했다고 한다.

대구의 상인역과 월촌역의 4개의 환기구에 시범 설치한 결과 평균 미세먼지 농도가 160.6μg/m³에서 13.7μg/m³로 91.5%나 감소한 것으로 나타나 기대가 크다.

최근 서울시에서 노후경유차의 통행을 금지하기 시작했고, 전기차의 운행도 점점 늘고 있지만 그래도 차가 바닥에 닿아서 다니는 한 타이어의 마모나 브레이크패드의 철가루는 면할 수가 없다. 이러한 수많은 가루와 자동차 배기가스 등등이 도로에 가라앉아 있다가 자동차 통행에 따라 대기 중으로 다시 날아오르는 먼지를 도로 재비산 먼지라고 한다. 이 재비산 먼지는 PM10 이상의 크기가 많아서 도로에서 일을 주로 하는 사람들은 호흡기의 방어 역량을 쉽게 넘어가서 건강에 상당한 위협이 될 수 있다.

이 도로먼지에 대한 법원의 판결이 2007년 2월에 있었는데 서울지역에서 근무, 거주하면서 호흡기 질환으로 진단이나 치료를 받고 있던 사람들 16명이 서울시와 자동차제조판매회사들을 상대로 서울의 대기오염으로 인한 건강 피해에 대한 이유로 손해배상을 청구한 집단소송에서 1심, 2심의 원고 패소를 확정지었다.

이유는 도로먼지가 호흡기 질환에 좋지는 않겠지만 호흡기 질환이 자동차 배출가스의 성분과 직접적인 인과관계가 있다고 보기도 어렵고 자동차가 대기 중의 미세먼지 이산화질소 등의 주요 배출원이라고도 단정할 수도 없으므로 인과관계를 추단할 수 없어서 기각한다는 내용이었다. 한마디로 워낙 다양하니 자동차만 책임지게 할수는 없다는 것인데 대책을 세울 수도 없는 상황이라 알아서 조심하라는 이야기밖에 되지 않는다.

환경부에서는 서울과 수도권 일대의 주요 도로 929곳에서 측정된 도로재비산먼지의 오염도를 알기 쉽게 표시한 도로 먼지 지도를 클린로드 사이트http://www.cleanroad.or.kr에 공개하고 늘 업데이트 하고 있는 상태이니 도로에서 많은 활동이 있는 사람들은 참고하면 좋겠고 지자체에서도 오염도가 높은 도로를 중심으로 효율적인 도로 청소가 가능할 것이다.

미래에는 도로와 자동차 재료공학이 발달하여 전기차, 마모가 잘되지 않는 소재 등을 사용함으로써 도로먼지 상황은 개선될 것으로 생각된다. 또한, 자율주행자동차의 도입으로 자동차의 절대적인 운행 수가 감소한다면 훨씬 나은 환경을 얻을 수 있을 것이다.

05. 정부의 실내공기 정책

1. 안심하고 머무를 수 있는 실내환경을 만든다

환경부는 실내공기오염에 관한 '실내공기질 관리법'에 따라 5년마다 새로운 계획을 만들어 운용하고 있다. 2020년 마련된 제4차 기본계획은 다중이용시설, 대중교통차량, 공동주택 등 다양한 공간에 대한 실내공기질 관리를 강화하여, 안심하고 머무를 수 있는 실내환경을 조성하는 것을 목표로 한다.

제4차 기본계획에 포함된 주요 과제는 다음과 같다.

〈핵심분야 ① 다중이용시설 공기질 관리 수준 향상〉

민감계층 이용시설을 포함한 다중이용시설의 실내공기질에 대한 제도적 기반 강화와 함께 자율적 관리로의 전환을 도모한다.

유치원, 학교, 어린이집 등 민감계층 이용시설의 공기정화설비 설치 확대에 따라 유지·관리에 대한 점검을 강화하고, 공기질 측정·개선 상담(컨설팅)을 통해 실질적인 공기질 관리 수준을 높인다.

다중이용시설의 미세먼지 대응을 위해 환기설비 설치의무를 확대하고, 필터 성능 기준의 단계적 강화 방안을 마련할 계획이다.

'실내공기질 안심시설 인증제도(가칭)'를 도입, 실내공기질 관리 우수시설에 다양한 행정적·재정적인 혜택(인센티브)을 제공함으로써

시설 관리자의 자발적 공기질 개선 노력을 유도한다.

〈핵심분야 ② 쾌적한 대중교통 이용환경 조성〉

지하철, 시외버스 등 대중교통 차량 내 공기질을 개선하여 고농도 미세먼지에도 안심할 수 있는 이용환경을 조성한다.

터널 영향으로 미세먼지 농도가 높은 지하철 차량과 역사에 대해 공기질 개선사업을 추진하기 위한 정부 예산을 지속적으로 투입한다.

환기설비 등 시설 노후화로 공기질 관리가 어려운 버스터미널에 대한 지원방안을 검토하고, 시내버스에 대하여 맞춤형 교육과 상담을 실시하는 등 대중교통 공기질 관리 사각지대를 해소할 계획이다.

전국 지하역사 승강장에 초미세먼지PM2.5 자동측정기를 설치하여 그 결과를 실시간으로 공개www.inair.or.kr/info하고, 사물인터넷 등 첨단정보통신 기반의 공기질 측정망을 지하철, 철도 차량에 시범적으로 구축한다.

새로 제작된 대중교통 차량의 내장재에서 나올 수 있는 포름알데히드, 휘발성유기화합물 등의 실내 오염물질 관리를 위해 측정방법과 차량 내 공기질 권고기준 적용 방안을 2023년까지 마련한다.

〈핵심분야 ③ 공동주택 거주환경 개선〉

공동주택의 설계·시공부터 실거주 단계까지 전 과정의 실내 오염물질 관리 강화로 국민의 주거 만족도를 높인다.

고농도 라돈이 방출될 수 있는 건축자재에 대한 사전·선별 관리를 강화하고, 공동주택 입주자를 위한 맞춤형 라돈관리 안내서^{매뉴}를 개발하여 보급한다.

기존 라돈 노출 취약가구를 대상으로 진행하던 라돈 농도 무료측정과 저감 진단을 강화하고, 임대 공동주택 거주가구 대상으로 환기설비 유지 · 관리를 지원한다.

신축 공동주택의 입주 전 공기질 측정 시 전문기관의 측정 수행과 입주자 대표 등의 입회를 의무화하고, 인체 위해성 및 건축자재 기술개발 수준 등을 고려하여 신축주택의 실내공기질 권고기준 강화 방안을 2022년까지 마련할 계획이다.

〈핵심분야 ④ 관리기반 강화〉

실내환경 관리를 위한 전문기관을 양성하고, 다중이용시설 등 관리자 대상 교육 확대, 정부-민간 간 소통 강화로 정책의 실효성을 높인다.

실내 오염물질 관련 조사 · 연구, 기술개발 등 업무를 수행하는 '실내환경관리센터'를 지역별로 지정 · 육성하여 실내공기질 관리 부문의 전문역량을 강화한다.

포름알데히드, 휘발성유기화합물 등 측정 정확도가 향상된 최신 간이측정기의 활용도를 높이고, 학교나 지하역사 등 중요시설에 대해서는 맞춤형 미세먼지 저감 · 제어기술을 개발한다.

'실내공기질 관리법' 미적용 시설의 자발적 공기질 관리 유도를 위한 교육 · 지원을 확대하고, '실내공기질 관리 조정협의체'의 확대 개편으로 중앙-지방뿐 아니라 정부-민간 간 소통을 강화하여 관련 정책의 현장 이행력과 실효성을 높인다.

2. 실내공기 품질 융합연구단 출범

2019년 1월 15일, 국가과학기술연구회NST는 '실내공기 품질 융합연구단'을 출범시켰다.

융합연구단은 실내공기 품질개선과 안전관리라는 국가 현안문제를 해결하기 위해 출범한 것으로, 국민생활연구선도사업의 하나로 2021년까지 4년 동안 운영되는데 총 130억 원(연구회 80억, 기관매칭 40억, 행안부 10억)을 지원받아 실내공기를 통합 관리하고 오염을 저감할 수 있는 대응기술을 개발한다.

융합연구단에는 한국건설기술연구원, KIST, 기업 등이 참여한다. 각 분야의 전문가들로 이루어진 연구자들은 한 공간에 모여서 공동의 과제를 각자의 전문분야에서 서로 의견을 주고받으며 같이 융합하여 연구하게 된다.

공동 연구진은 학교, 도서관, 지하철, 쇼핑몰 등 다중이용시설의 실내 미세먼지를 포함한 오염된 공기를 통합적으로 관리하고 실내 공기오염을 저감할 수 있는 기술개발에 나선다. 사물인터넷IoT이나 센서를 활용해 오염물질을 수집, 저장하거나 증강현실AR과 가상현실VR을 이용해 실내 오염지도도 만들고 시설 특성에 맞춘 공기청정기술도 개발할 계획이다.

구체적으로는 △유해물질 다중센싱 및 3D 가시화 정보 10분 이내 제공 △대국민 만족도 및 실내공기 품질 30% 향상 △다중이용시설 환기에너지 소비량 40% 이상 절감 △안전사고 감지성능 30% 개선 및 비화재보(화재경보 오작동) 20% 저감 △환경부 '실내공기질관리법' 및 행정안전부 '재난 및 안전관리기본법' 등 관련 법제도 정비 등을 추진한다.

모처럼 꾸려진 융합연구단이 성과를 이루어서 앞으로 모든 국민이 쾌적한 실내에서 생활이 이루어지기를 기원한다

제2장

먼지에는
어떤 것들이 있나?

지구는 가장 무거운 것이 중심을 형성하고 있으며 가벼울수록 밖에 자리를 잡고 있다고 한다.

무거운 것은 아래에 존재하고 가벼운 것은 위에 존재하는 것이 일반적인 이치지만, 무거운 것도 아주 잘게 쪼개지면 위로 올라갈 수 있게 되는데 여기의 대표적인 것이 물과 먼지이다. 하늘에 떠 있는 구름이나 사막에서 불어오는 황사를 모아서 굳히면 웬만한 호수나 산이 될 만큼 어마어마한 양이다.

세상에 존재하는 모든 것은 세월이 가면 다 부스러지고 망가져서 결국은 흙으로 돌아간다. 아니 정확히는 먼지가 된다. 먼지가 되어서 다시 섞여서 물체나 생체를 이루고는 다시 먼지로 돌아가기를 반복을 하는 것이 자연이다. 아무리 단단한 물질이라도 세월이 흘러서 흩어지거나 부서지면 먼지가 되는 것이다.

01. 먼지가 뭘까?

먼지의 사전적인 정의는 "크기가 미시적으로 작은 불규칙한 모양의 형태로 대기 중에 떠 있는 고체물질"을 이야기하는데 먼지의 크기가 작아질수록 고체도 있지만 액체로 된 것도 있고, 심지어는 기체로 된 것조차 있다. 산업이 발달하면서 천연에서 나오는 것보다는 훨씬 많은 비율로 작디작은 초미세먼지가 많이 생기는 추세이다.

흔히들 미세먼지가 호흡기에 많이 해롭다고 한다. 그렇지만 아직까지는 눈에 보이는 큰 먼지나 도로 재비산 먼지가 훨씬 더 해롭다.

다만 미세먼지는 맑은 공기 속에서도 감지가 되지 않고서 폐까지 깊숙이 침범을 하면서 만성적으로 피해를 끼칠 수 있으며 산업화가 계속 진행됨에 따라 점점 그 피해가 알게 모르게 점점 커질 것이기 때문에 문제가 되는 것이다.

1. 크기별 먼지 구분 -총먼지, 미세먼지, 초미세먼지

대기 중에 떠도는 입자들은 옷감이나 부직포 등에서 나오는 실조각, 모래 입자, 금속분진, 사람 피부의 분진, 담배 연기, 박테리아, 바이러스, 곰팡이와 같은 미생물 등이 있다.

크기가 0.001㎛에서 1000㎛까지 다양하지만 50~70㎛ 정도 이상의 크기는 공기 중에 오래 떠 있지 못하므로 이것을 강하분진降下粉塵이라 하고 크기가 70㎛(마이크로미터) 근처의 크기 정도가 공기 중에 비교적 오래 떠 있게 되어 있는데 편의상 50㎛ 정도 크기까지의 모든 부유먼지를 총부유분진Total Suspendid Particles이라고 정의한다.

이같은 먼지가 많아지면 세상이 흐려져 보여서 먼 곳의 물체를 황갈색이나 회색으로 보이게 하며 낮의 햇볕도 차단하여 창백한 색, 무색 또는 누런색으로 보이게 한다. 일반적으로 특별하게 심하지 않은 공기오염이 있는 대도시에서도 1㎥당 0.5㎛ 이상의 입자가 약 3억 개 이상 있다고 한다.

크기가 10㎛ 이하는 적은 양으로도 인체에 침투하여서 영향을 미칠 수가 있기 때문에 90년도 후반부터는 환경기준을 총부유분진(TSP)에서 PM10(Particulate Matter Less than 10㎛)으로 환경기준을 변경하였으며 이를 미세먼지라고 정의하고 있다.

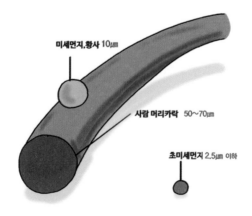

미세먼지,황사 10㎛

사람 머리카락 50~70㎛

초미세먼지 2.5㎛ 이하

미세먼지는 다시 지름 10㎛ 이하인 PM10(미세먼지)과 지름 2.5㎛ 이하인 PM2.5(초미세먼지)로 구분하지만 미세먼지법에서는 미세먼지와 초미세먼지를 다 미세먼지라고 한다.

한편 EU(유럽연합)에서는 초미세먼지 'Ultrafine Particles(UFPs)'를 100nm(나노미터, 0.1㎛)의 직경 이하의 미립자 물질로 규정하고 있다. 이 근거는 경험적이고 기술적인 문제에 의해 정의되어 있다고 하는데 아마도 유럽에서 예전부터 보편적으로 쓰던 단위인 1옴스트롱Å이 0.1 ㎛라 그렇게 된 듯하다.

먼지가 대기의 구성 성분으로 취급되지 않는 이유는 입자가 대부분 큰 편이라 바람과 난류가 약해서 먼지를 지탱하지 못하게 될 때는 다 땅으로 돌아가서 다시 순환하게 되기 때문에 고정적으로 대기층을 이루지 못하기 때문이다.

먼지는 미세해질수록 대기 중에 오래 머물 수가 있는데 산업이 발달하면서 오염에 대해서 신경을 쓰지 않게 된다면 미세한 공해물질이 대기의 구성 성분으로 된 미세먼지층이 따로 생기게 될지도 모른다.

* 참고
1미터(m)=1000밀리미터(㎜)=1000*1000마이크로미터(㎛)
=1000*1000*1000나노미터(nm)
0.1㎛=100nm=1Å

02. 미세먼지의 성분과 기원

요즈음은 자연발생적인 먼지보다는 산업화와 공업화의 영향으로 점점 무기질이나 유기화합물이나 금속입자 같은 예전에는 크게 문제시 되지 않았던 종류의 먼지가 점점 많아지는 시대가 되었다.

미세먼지를 이루는 성분은 그 미세먼지가 발생한 지역이나 계절, 기상 조건 등에 따라 달라질 수 있다. 미세먼지와 부유먼지의 농도는 일반적으로 유사한 경향이 있지만 꼭 일치하는 것은 아니며 보통 부유먼지에 비해서는 미세먼지가 더 빛을 산란시켜 가시거리에 많은 영향을 끼친다.

미세먼지는 대기오염물질이 공기 중에서 반응하여 형성된 덩어리(황산염, 질산염 등)와 석탄, 석유 등 화석연료를 태우는 과정에서 발생하는 탄소류와 검댕이 같은 공해물질들과 자연적으로 존재하는 입자로서 광물입자(예: 황사), 소금입자, 생물성 입자(예: 꽃가루 ,미생물) 등이 있는데 일반적으로 초미세먼지의 비율은 공해물질이 압도적이다.

미세먼지 조성은 매우 다양하나 크게 나누어 본다면 탄소성분(유기탄소, 원소탄소), 이온성분(황산염, 질산염, 암모늄), 광물성분 등으로 볼 수 있다.

PM2.5의 경우는 상당량이 황산화물SO_x, 질소산화물NO_x, 암모니아NH3, 휘발성유기화학물VOCs 등의 전구물질이 대기 중의 특정 조건에서 반응하여 2차 생성되는데 전국 6개 주요 지역에서 측정된 미세먼지의 구성비율은 대기오염물질군(황산염, 질산염 등)이 58.3%로 가장 높고, 탄소류와 검댕 16.8%, 광물 6.3% 순으로 나타났으며, 국내 미세먼지 발생분이 적은 백령도에서는 탄소류와 검댕의 비율이 상대적으로 낮았다.

우리나라의 경우는 중국의 영향이 심각할 때는 85%에 육박할 정도로 지대한데도 중국 정부에서 정식으로 인정한 사례는 없다.

환경부 소속 국립환경과학원은 2019년 11월 20일 한중일 3국의 연구 결과를 토대로 정책 결정자를 위한 '동북아 장거리 이동 대기 오염물질 국제 공동연구LTP' 요약 보고서를 발간했다.

보고서에 따르면 2017년 각자의 대기질 모델을 이용해 중국(베이징, 톈진, 칭다오, 상하이, 선양, 다롄), 한국(서울, 대전, 부산), 일본(후쿠오카, 오사카, 도쿄)의 국내외 초미세먼지 발생 요인을 분석한 결과, 자국의 요인은 한국 연평균 51%, 일본 55%인 반면에 중국은 91%로 나타났다.

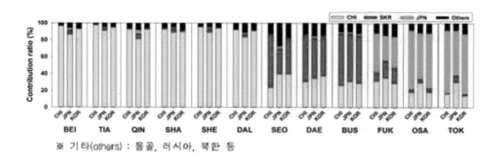

※ 기타(others) : 몽골, 러시아, 북한 등

즉, 중국과 달리 한국과 일본은 주변국, 즉 중국의 영향이 절반 정도는 된다는 이야기이다. 이 보고서는 처음 나온 한중일의 공동연구라는데 아주 중대한 의의가 있으며 대기질의 측정모델이 나라별로 달라서 서로 간의 이견은 있지만 상호 간의 미세먼지의 영향력을 인정했다는 것이 중요하다.

앞으로 중국이 자체적인 저감 노력을 가속할 수 있도록 외교력과 상호교류를 지속적으로 해나가야 할 것이다.

03. 미세먼지의 인체의 영향

1. 미세먼지로 인해 올 수 있는 질환

미세먼지로 인해서 올 수 있는 질환은 일단 조건이 중요하다. 우선 미세먼지의 주성분이 어떠한가, 농도가 어느 정도인가, 미세먼지의 노출시간이 어느 정도인가, 성상이 어떠한가에 따라 많은 상황의 변화가 있을 수 있다.

석면이나 석탄, 플라스틱, 소금결정 등 고체상의 물질들은 그 물질의 모양 결정의 크기 강도 반응성 같은 성상에 따라 심각한 정도가 다를 수가 있다.

예를 들면 꽃가루의 경우는 단백질이 포함된 유기물질이라 알러지를 일으킬 수 있으며 시간이 가면 배출이 되기 때문에 농도가 높은 계절에 한정적일 수 있지만 석면 같은 경우 일단 호흡기벽에 도달하면 없어지지 않으며 그 결과 지속적인 염증을 일으켜서 문제를 일으키게 되며 노출시간과 노출량이 늘어갈수록 점점 더 심해지게 된다.

이론상으로 미세먼지로 인해서 악화되거나 올 수 있는 질환들은 직접적인 미세먼지의 영향으로는 호흡기의 전반적인 질환, 즉 비염, 기관지염, 폐렴, 만성기관지염, 축농증 등은 물론이고, 폐렴이나 만성폐쇄성폐질환COPD, 기흉, 폐암 등 생각할 수 있는 모든 폐 질환과 폐의 모세혈관에 도달하여 혈관 내로 들어온 미세먼지는 심장과 간과 신장, 뇌 등 모든 혈관계에 영향을 미치게 되고, 또 인체의 기능을 저해하여 앓고 있는 모든 만성질환에 부정적인 영향을 미치며 종내에는 종양이나 치매 등으로 대표되는 노인들의 만성질환의 유발인자까지 될 수 있다.

미세먼지가 아무런 위해가 없다고 하더라도 몸에 많이 축적되면 자체로 인체의 방어기전뿐만 아니라 대사나 효소들의 반응을 교란시킬 수가 있는데 미세먼지 자체도 독성을 품고 있는 것이 많으니 그대로 폐로 직접 들이닥친다면 그 피해는 상당하리라 생각한다.

하지만 다행히도 호흡기의 구조나 기능으로 봐서는 인체는 맑은 공기에서만 살게 되어 있지는 않다. 웬만한 먼지에는 견딜 수 있도록 구조적으로 장치가 되어 있다. 우리나라의 미세먼지 환경은 서울 도심에 터전이 있는 분들 중 특별히 호흡기의 지병이 있거나 아주 취약한 건강상태가 아니라면 호흡기의 기능이 워낙 잘되어 있어 아직은 견딜만한 수준이며 질환을 크게 걱정할 것은 못된다.

물론, 겨울에서 봄에 이르는 동안 전국적으로 편서풍의 영향으로 중국발 미세먼지가 심각할 때에 기저질환이 있는 사람들이나 성장기에 있는 아이들의 경우에는 어느 정도 영향을 받을 수가 있다고 보지만, 정상적인 호흡기의 건강을 가지고 있는 사람은 전혀 걱정할 정도는 아니다. 아무리 미세먼지가 독하고 나쁘다고 하더라도 담배보다야 훨씬 덜하지 않겠는가? 그런데도 꿋꿋이 피우면서 장수하는 애연가들도 참으로 많다. 물론 미세먼지 하에서 담배까지 피우면 더 많은 피해를 줄 수도 있겠으니 서울이나 대도시의 중심 등 먼지가 많은 지역에 사는 사람들이나 호흡기 계통에 질환이 있는 사람들은 금연하는 게 좋겠다.

통계로 본다면 아직까지 우리나라는 미세먼지를 피하는 노력보다는 차라리 건강을 증진하는 노력하는 것이 더 좋을 것 같으며 국가적으로는 미세먼지가 더 악화되지 않도록 국내 요인과 해외 요인의 제거에 최선의 노력을 지금부터라도 해야 할 것 같다.

2. 나이별로 미세먼지가 미치는 영향

임산부 · 태아

미세먼지의 해로움은 혈관에까지 미세먼지가 들어갈 수 있다는 개념으로 살펴보면 잘 이해할 수 있다.

폐에 있는 공기가 다 완전히 체내로 들어오는 것이 아니고 점액에서 걸러지는 것들이 절대적이며 폐의 호흡기전상 폐포 내에서의 미세먼지는 들숨 때의 최고 농도보다는 낮은 농도로 유지된다고 봐야 할 것이며 이런 이유로 미세먼지가 심각할 때도 혈액 속에는 유의성이 있을 만큼 미세먼지가 많지는 않다는 결과가 나온다.

다행스럽게도 우리나라는 아직 대도시의 중심가를 제외한 대부분의 지역에서는 그래도 공기가 맑은 날이 많다. 게다가 미세먼지의 농도가 심각해지는 날도 겨울과 봄의 4개월 정도를 제외하면 아직까지는 별로 없다.

　미세먼지가 임산부에 미치는 영향에 대한 역학조사가 기형아 출산률이 16% 정도 증가했다는 이야기도 있고, 또 태어난 아이들이 호흡기병이나 지적장애나 알러지성비염과 안 질환이 높아졌다는 이야기가 있다. 그러나 워낙 변수가 많은 이야기라 무조건 믿기는 힘들다고 봐야 한다. 특히 우리나라 같은 환경에서 임산부가 흡입한 미세먼지가 태반을 통해서 태아에 가서 문제를 일으켰다는 이야기는 해부구조만 좀 알면 도저히 믿기 힘든 이야기이다.

　호흡기의 수많은 장애물을 뚫고 점막으로된 배리어를 뚫고 감시망을 뚫고 통과한 얼마 안 되는 미세먼지가 혈관을 돌고 돌아서 다시 태반의 배리어를 통과할 정도면 태반에 도착한 혈액 속의 미세먼지 농도는 굉장히 높아야 가능하다. 왜냐하면 태반의 구조상 산모의 혈액에서 태아의 혈액으로 가려면 확산에 의해서 가야 하는 데다 태아와 모체 사이에는 장벽까지 있는데도 가능했다면 산모 혈액의 미세먼지 농도가 거의 혈장 성분에서 눈으로 보일 정도로 한 층을 차지하고 있어야 가능한 이야기이다.

　모체가 흡입한 미세먼지가 직접 태아에 문제가 되었다는 것을 서울에 사는 산모들에게 적용하기에는 너무 무리한 이야기이다. 서울 정도의 대기질로 혈장 속에 미세먼지층이 생길 수는 없기 때문이다. 실험실의 혹독한 환경의 결과이거나 일상이라면 중국이나 인도의 대도시 중에 그런 곳이 있을지는 모르겠지만 앞이 전혀 안 보일 정도의 미세먼지가 적어도 년 중 6개월 이상 지속되는 곳이라야 가능할 것이다.

보통 호흡기의 경우 미세먼지가 60% 정도 줄어드는데 필요한 시간이 대충 2일 정도 걸린다고 볼 때 우리나라의 경우 아직까지는 그래도 맑은 날씨가 많은 편이라 회복될 경우가 많다.

그러니 우리나라의 경우에는 임산부나 태아에 미치는 영향은 아직은 거의 없다고 봐야 할 것이고, 앞으로 그렇게 되지 않도록 환경에 모두 신경을 많이 써야 한다.

소아 · 어린이 · 청소년

여기서 아이들이란 주로 소아와 어린이를 이야기한다.

아이들은 성장과정에 있으며 모든 기능과 기관이 성숙하여 가는 과정이라 외부의 영향이 어떤가에 따라 평생이 좌우될 수도 있는 시기이며 호흡기와 뇌 등 중요 장기들이 완성되는 데는 청소년기를 넘어서야 가능하다.

"세살 버릇이 여든까지 간다"고 하는 말도 같은 의미인 셈이다.

소아들의 생리 상태는 분당 20회 호흡, 체중 1㎏당 일반적인 호흡량도 성인이 200L, 소아들은 600L로 무려 3배 이상 많다. 게다가 물질대사의 상당 부분은 성장에 할애되며 나이가 들어가면서 성장이 끝나면 어른들의 기준으로 점점 안정된다.

이것의 의미는 아이들의 대사나 감각 등은 어른들과는 달리 아주 민감하고 미세하며 반응이 강한 만큼 손상도 심각할 수 있으며 또 심하면 비가역적일 수조차 있다는 것을 말해 주는 것인데 어릴 때

아기를 부르는 명칭

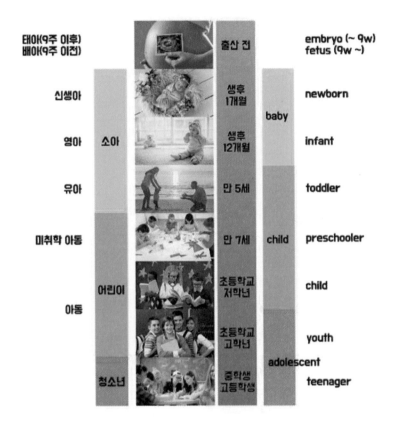

앓았던 질환이 나이가 들어서도 내내 영향을 미치는 것을 보면 어린 시절의 관리가 참으로 중요하다.

미세먼지와 연결된 아이들의 문제 중에서는 아무래도 호흡기의 문제가 가장 크다.

2015년에 결과가 나온 메사추세츠주의 코호트 지방을 배경으로 한 프로젝트 비바Project Viva라는 연구는 148개 지역 아이들의 생후

첫해부터 8년 후 폐 기능 검사를 할 때까지 인공위성으로 초미세먼지PM2.5와 검댕이를 측정한 결과 고속도로 같은 초미세먼지와 검댕이에 많이 노출된 어린이들은 덜 심하게 노출된 어린이들보다 폐 기능이 저하되어 있는 것을 발견했다.

이들 중 공기 좋은 곳으로 이사를 갔거나 살고 있는 곳의 오염이 줄어서 대기질이 개선된 곳에서 생활한 어린이들은 어느 정도 회복이 되었다는 것을 확인했다고 한다.

성장기 아이들의 미세먼지뿐만 아니라 가정이나 사회환경 등 자라나는 환경으로 인한 건강상의 피해는 고스란히 성장에 반영이 되기 때문에 호흡기의 문제뿐만 아니라 주의력 결핍이나 과잉행동장애 같은 지적장애와 소아 비만, 골다공증, 성조숙증 같은 대사성질환 등이 나타날 수 있으며 다 성장하고 난 뒤에는 회복할 길이 없다는데 그 무서움이 있지만, 그 전에라도 환경이 개선되면 회복이 된다는 결과를 나타낸다.

노인

노인이라는 말은 여러 가지 측면이 있을 수 있다.

우리나라의 법에 의한 정의로는 고용촉진법에서는 55세 이상, 국민연금법에서는 60세부터 노인복지법과 국민기초생활보장법에서는 65세 이상으로 정의가 되는데, 보통 세계 여러 나라는 65세를 노인으로 규정하는 경우가 많다.

2011년도 노인실태조사에 따르면 스스로 노인이라고 생각하기 시작하는 연령은 보통 70~74세가 30.6%로 가장 높은 것으로 보아 우리나라 노인들의 주관적인 노인의 나이는 상당히 높다. 보통 나이에 따라 60대를 연소 노인, 70~75세까지를 중고령 노인, 75~84세까지를 고령 노인, 85세 이상은 초고령 노인으로 구분하는 경향이 있다.

노화라는 것은 성장과정이 끝난 이후부터 시작되어 죽음에 이르는 순간까지 진행되는 전 과정을 말하는데 한의에서는 40대 이후를 노화가 시작되는 나이로 보고 있다.

노인들은 보통 혈압, 당뇨, 심혈관계 질환, 천식 등 기저질환을 가지고 있는 경우가 많으며 인체의 기관 조직 기능에 쇠퇴현상이 일어나 조직의 예비능력이 감퇴하여 환경의 급변에 적응을 제대로 못하기 때문에 여러 가지 자극으로 몸에 부담이 오면 평소 가지고 있던 기저질환이 악화될 수가 있다.

대구 가톨릭대 양원호 교수의 '기후변화에 따른 대기오염물질 농도 변화 및 미세먼지 노출에 의한 건강 영향'에 따르면 벌써 2012년에 초미세먼지가 미세먼지에서 차지하는 비율이 점점 높아지고 있으며 입원률과 응급실 입원 증가와 급만성 호흡기 증상과 그로 인한 폐 기능 감소와 심혈관계 질환의 심화 등으로 인해 사망률이 높아질 수 있다고 한다.

또 분당서울대병원 강시혁 교수팀은 국민건강보험공단 자료를 통해서 7.9년간의 대기오염이 심방세동에 미치는 장·단기 효과를 분석했는데 초미세먼지 농도가 $10\mu g/m^3$ 증가하면 3일 후 심방세동으로 인한 응급실 방문율이 4.5% 증가하는 것을 밝혀냈다.

심방세동이란 심장의 정상적인 리듬이 깨진 것을 부정맥이라 하는데 그 중에서 맥동이 불규칙하고 빠르게 뛰는 질환으로 흔히 가슴이 두근거리고 답답하고 어지러운 증상을 많이 동반한다.

노인의 상태는 인지능력이나 운동능력, 감각 등이 떨어져 있으며 피부 탄력성과 점막이 충실하지 못하므로 저항력도 약하며 큰 변화에 적응하기 힘들게 되어 있다.

급작스러운 기온의 변화나 환경의 변화, 사회 정세의 변화 등 외부의 변화뿐만 아니라 관계의 단절이나 급작스런 심경의 변화 등에도 충격을 받을 수 있다. 나이가 들수록 맘이 앞서고 몸은 뒤처지니 노인들의 경우에는 늘 욕심을 경계해야 한다.

평소에 운동을 자주 하는 사람들이라도 무리는 오히려 역효과를 불러온다. 골프나 테니스, 베드민턴 등의 운동에서 필요 이상의 승부욕은 건강에 심각한 위해를 끼칠 수 있다.

노인들은 연세가 들어갈수록 모든 사소한 것들이 모두 다 병인이 될 가능성이 높아지므로 지병을 가능하면 악화시키지 않고 몸의 부담이 없도록 평소에 건강관리가 중요하다.

04. 평강해독차로 좋아졌다고 하는 증상들로 본 미세먼지가 인체에 미치는 영향

　미세먼지는 호흡기와 피부나 안구 점막 등을 통과하여 혈관 내로 침투하게 되는데 만약 미세먼지의 농도가 높고 지속적이라면 이론상으로는 어떤 병이든지 다 일으킬 수가 있다.

　정상적인 인체는 끊임없이 자가 체크를 하여 몸의 컨디션이 정상이 아니면 회복시키는 노력을 수시로 하고 있으며 이 노력은 절대로 공짜가 아니다. 이 노력에 드는 여러 가지 비용이 건강할 때는 전혀 문제가 되지 않으나 몸이 여러 가지 질환이나 상황 등으로 피폐해 있을 때는 그 비용(?)을 무시할 수 없으며 감당이 안 될 만큼 커지면 중요도에 따라서 몸의 자산을 배분하게 되어 있다. 이때 건강하지 못해서 자산이 간당간당하다면 비용을 많이 줄인 곳은 취약해지게 되고 거기서 질병이 유발될 가능성이 높아진다.

　예를 들면 집안에 환자가 생기거나 큰일이 생겨서 불가피한 지출이 늘면 집안 형편에 따라 중요도가 덜한 곳부터 비용을 줄이게 된다. 집수리를 미루거나 여행을 자제하거나 좀 더 심각해지면 건강관리비나 교육비 등을 줄이게 된다.

　즉, 인체에 어떤 자극이나 손상을 입었을 때 정도가 문제이지 아무렇지 않게 없었던 것처럼 지나가는 것은 없다고 봐야 한다. 받은 자극이나 손상을 회복시키려는 기전이 필요하고 또 수행이 되어야 한다. 공짜가 없는 것이다. 그래서 평소에 먹거리나 휴식 등으로 체력을 보충하는 것은 굉장히 중요한 일이다.

미세먼지의 성분들이 실제로는 공해물질과 구성이 많이 닮아있으며 2차 발생물질들은 몸에 독소로 작용할 수 있다는데 착안을 하여 한의의 해독 부문의 처방을 탐구한 결과 꾸준히 복용할 수도 있고 효과도 아주 우수한 것을 찾아냈다. 이 처방은 납의 독성이나 부자附子독성 카드뮴 축적, 농약農藥 등 다양한 독소들이 손상시킨 신장이나 간의 회복에 대한 논문들과 특히 납의 독성에 대한 예방 효과 등의 논문 등으로 소개가 된 해독 제일의 처방으로 동의보감을 비롯한 유수한 의서에 빠짐없이 수록된 처방인데 여기에다 현대인의 숙명과도 같은 울화鬱火에 주요한 약도 이 처방과 상성이 맞아서 함께 작방을 해서는 평강해독차라 이름을 짓게 되었다.

원래는 해독 부문의 중요한 약재에서 출발했으나 일반인들이 수시로 복용할 수 있게 조절하고, 강한 약성을 많이 줄여서 음용 시의 풍미까지 고려해서 개발했다.

평강해독차는 예방차원의 차茶로써 개발했기 때문에 복용자의 신체에 변화가 있으리라고는 기대하지 않았는데 복용한 사람들이 밝히는 호전된 증상들이 너무나 다양함에 놀랐고, 역으로 현대를 살아가는 인체가 얼마나 환경오염을 위시한 기타 여러 자극들에 의해 핍박을 받고 있는지에 대해서 새삼 깨닫게 되었다.

2019년 봄 3개월 동안 평강해독차를 가져간 사람들의 공통적인 이야기는 맛이 좋다는 것과 피로가 줄어들더라는 것이고, 피부 호흡기 계통 50%, 대사기능을 활발히 하는 것이 약 40%, 소변 등 비뇨기 계통의 호전이 13%, 안구 충혈이 좋아지더라는 사람이 13% 정도라는 이야기를 해왔다.

　이러한 호전 증세를 평강해독차의 직접적인 치료효과라고 보기에는 다소 무리가 있고 미세먼지나 오염된 공기 등의 자극에 대해서 인체가 견디는 힘이 좀 나아져서 나타나는 변화로 보이며 이것으로 볼 때 환경의 오염이 직접 질환이 되는 것뿐만 아니고 병이 되기 전에도 꾸준히 인체의 전신적인 기능에 피로를 주고 있다고 볼 수 있다. 즉 평강해독차는 여러가지 자극으로 피로한 몸의 세포들에게 자그마한 휴식을 주는 것이라고 생각하면 틀림이 없을 것 같다.

　평강해독차의 효과는 현대를 살아가는 일반인들에게 노출된 독소와 스트레스 등이 평소에 얼마나 많은 부담을 주고 있는지를 나타내준다.

05. 아로마요법

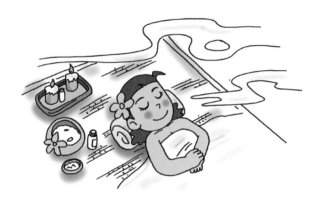

　감각 중에 보는 것 다음으로 중요한 것이 아마도 듣는 것, 냄새 맡는 것일 것이다. 하지만 사실은 눈이나 귀보다 먼저 발달한 것이 후각이다. 뇌 신경에 1번 신경이 후각 신경이고 아이들이 눈도 못 뜨고 있어도 냄새로 엄마를 알아보는 것은 다 아는 상식이다.

　냄새 입자는 워낙 작고 또 분자 수준의 것들이라 냄새 입자 자체가 면역기능에서는 별로 반응을 하지 않지만, 독성이 있는 것은 혈관 내에 많이 침투하게 되면 중독증상을 나타낼 수가 있다. 또 후각으로 받아들이게 되면 후각 중추를 통해서 뇌에 자극을 주어서 뇌기능의 변화를 초래할 수 있기 때문에 냄새가 우리 몸에 미치는 영향은 생각보다 상당하다.

후각은 알게 모르게 생활 속에서 엄청난 작용을 한다. 예를 들자면 감기 등의 이유로 코가 냄새를 맡지 못할 때는 음식 맛을 잘 모르게 된다. 또한 남녀관계에서도 냄새가 상당한 영향을 미치는데 요즘 나오는 페로몬 향수 같은 것이 그렇다. 향수 산업이 벌써 기원전부터 발달했다는 기록이 있을 정도다.

동의보감에도 악취를 맡아서 얼굴이 검어졌는데 이를 향기요법으로 치료하여 정상으로 돌린 임상 사례가 있다.

맛있는 냄새를 맡으면 우리 몸의 소화 기능이 활성화되어 음식을 먹을 수 있게 되며, 나쁜 냄새를 맡으면 나도 모르게 찡그리고 피하게 되며 심하면 구역질 등이 나게 되는데 이것은 냄새만으로도 몸의 기능 조절이 가능하다는 것을 말해준다.

외부의 음식이나 공기가 몸에 들어올 때 후각세포로 검역을 하여 취할 것은 취하고 피할 것은 피할 수 있게 되어 있는데 이것은 생존과 직결되어 있을 정도로 중요한 것이다.

예를 들어 음식만 하더라도 비위가 준비되어 있지 않으면 피할 수 있게 역한 냄새가 나게 되어 있는데 비·위장이 약한 사람들은 소화에 부담되는 음식은 냄새조차 싫어하듯이 이미 먹을 때부터 좋아하지 않도록 배려되어 있다.

또 평소에는 잘 먹는 음식도 과하게 먹고 난 뒤에는 그 음식 냄새도 맡기 싫어하는 경우도 생기는데 이는 몸에서 이미 충분하여 더 이상은 몸에서 해로울 수 있기에 냄새부터 피하고 있는 것이다.

한의학에서도 이것을 중시하여 예전부터 임상에 이용을 해왔으며 향기가 많은 약이 주로 들어가는 처방들은 우울증 같은 정신적인 질환이나 장의 율동 이상으로 오는 질환이나 종양 같은 질환에 많이 쓰인다.

현대에 와서 냄새가 인체에 끼치는 영향을 이용해서 만든 것이 향기요법 또는 아로마요법이라고 하는데 치료 면에서 우수하고 나름의 이론체계를 갖추고 있으며 오일을 이용하여 향기를 추출하여 만든 아로마오일 등으로 맛사지와 목욕을 겸해서 하는 경우가 많다.

인터넷 등에는 아로마요법이라고 하면서 귀한 것이나 이름 모를 허브 등이 대단한 효과가 있어서 꼭 그것을 사용해야 할 것처럼 이야기되고 있는데 그렇게 유난을 안 떨어도 좋아하는 향기를 만들어서 은은하게 맡거나 오일로 만들어 바르거나 문지르면 소기의 효과를 달성할 수가 있다.

크게 본다면 좋은 꽃향기에 취해서 기분 좋게 있는 것도 좋은 아로마요법이라 할 수 있겠다. 그러니 기회 있을 때마다 좋아하는 냄새가 나는 꽃이나 풀, 나무, 음식 등으로 주변을 편하고 좋은 향으로 채우는 것도 삶의 지혜라 할 수 있을 것이다.

체력이 너무 약하거나 향기가 너무 강해서 체력을 이기면 향기가 기운을 흩트려서 피곤해지고 심하면 두통이나 구역질이 나는 경우도 있기 때문에 편안하고 좋은 향을 적당히 쓰는 지혜가 필요하다.

제3장

인체는
정부 조직보다
효율적이다

면역계는 인체를 환경이나 병원체로부터 지키는 것이다. 면역계는 나라에서 군과 검경의 역할쯤으로 생각하면 아마도 큰 오차는 없을 것이다. 이 면역계 중에서도 피부나 상피세포로 대표되는 1차 방호선이 든든하게 유지가 되어 있어서 내부 면역계가 활동을 하지 않을 때가 건강한 상태이다.

군의 철책이 뚫리지 않고 있어야 나라에 아무런 탈이 없듯이 인체도 1차 방호선인 피부나 내장 호흡기의 상피세포가 어떤 형태로든 뚫리면 그때부터 면역계가 작용을 하게 되는데 이때부터 인체는 병증이 나타나게 된다. 군이 내부에서 활발하게 활동을 하는 것이 바람직하지 않듯이 면역계도 활발히 움직이는 것은 좋지 않다. 그것은 강대국이라도 자국에서 전쟁을 하게 되면 이겨도 손해가 막심한 것과 같다.

다행히 인체는 인간이 만든 어떤 조직보다도 더 효율적이다. 건강만 유지를 한다면 방호선도 같이 건강해지게 되어 있다.

01. 호흡기의 구조와 역할

1. 호흡기의 구조

호흡기는 대기의 산소를 체내 혈관까지 끌어오는 인체 기관의 계통 전체를 일컫는다. 호흡기는 코, 비강鼻腔, 후두喉頭, 기관지, 폐로 나뉘어 있다.

후두를 중심으로 후두 앞쪽인 코, 비강, 구강口腔, 부비동(콧구멍과 연결되어 얼굴 뼈 안에 있는 빈 공간), 인두咽頭, 상기도上氣道라고 하고 후두 아래에서 폐까지인 기관인 기관지를 하기도下氣道 그리고 폐로 나눌 수 있다.

호흡을 총괄하는 폐는 또 세기관지와 폐포로 이루어져 있는데 폐포는 기관의 공기와 모세혈관의 혈액이 점막을 통해서 만나게 되어있다.

상하기도의 구조들은 폐포에서 가스교환을 원활하게 할 수 있도록 공기의 온도를 체온과 맞추고, 먼지와 세균들을 걸러내는데 적합하도록 되어 있다.

일단 여기서는 해부학적인 그림을 통하여 호흡기에 대한 구조를 먼저 살펴보자.

한의학에서는 치료나 질병의 성향을 놓고 봤을 때 코에서부터 폐는 물론이고 피부도 호흡기로 본다. 그래서 우리는 이번 장에서 호흡기에 대해서 알아보고 피부에 대해서도 살펴볼 것이다.

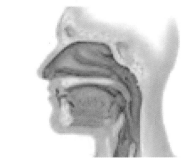

▲상기도

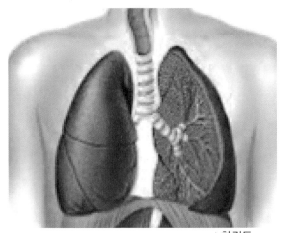

▲하기도

1) 상기도

　상기도의 입구는 콧구멍이다. 보통 코라고 하면 대부분 냄새를 맡
는 것을 가장 먼저 생각하는데 그것보다 중요한 것은 호흡이다. 폐
포는 공기를 받아들이는 통로로서의 역할을 하고 있고, 콧구멍은 호
흡을 이루어내는 전초기지다. 본인은 느끼지 못하지만 두 개의 콧구
멍은 3~4시간마다 그 활동을 교대하게 되어 있다. 한쪽 콧구멍이 공

기를 받아들이는 동안 다른 하나는 쉬게 되어 있는 것이다.

두 콧구멍은 두 개의 비강으로 연결되는데 비중격으로 서로 독립되어 있다가 인후부에서 합쳐진다. 비강은 생각보다 커서 얼굴에서 안구의 아랫부분과 뇌가 있는 두개강 하부에서 입천장까지는 다 콧구멍, 즉 비강에 해당하는데 아마도 거의 자기 주먹 만한 크기일 것이다.

비강에는 갑개甲介라고 하는 연골로 된 조직이 있다. 인간의 경우 상·중·하비갑개로 길이 나뉘어지는데 공기의 흐름을 4개의 홈처럼 생긴 통로로 나누고 규칙적이고 지속적인 패턴으로 흐르게 하는 역할을 한다.

비갑개는 코를 통해 흡입되는 공기의 여과, 가열 및 가습을 담당하는데 이 세 가지 중에서 여과는 주로 상피세포에서 발현되는 점액과 섬모의 역할로 이루어진다.

비갑개를 통과하는 공기는 32~34℃(89~93℉)로 가열되고, 가습(최대 98% water saturation) 및 여과된다.

호흡 상피에서 가장 많으면서도 중요한 세포는 점액을 분비하는 술잔 모양으로 생긴 술잔세포goblet cell이다. 여기에서 분비된 점액이 비강을 덮고 있으면서 2~3㎛보다 큰 입자를 포획하게 되어 결과적으로 필터 역할을 한다. 호흡기 상피는 또한 바이러스나 박테리아에 감염되지 않도록 몸을 보호하는 역할을 하는 림프계의 첫 방호벽이기도 하다.

비강 바닥의 앞부분은 상악골에 해당하여 경구개를 이루며 뒷부분은 연조직인 연구개가 있다.

대개 비만한 사람들이 코를 많이 고는 경향이 있는데 그것은 이 연구개 주위에 지방이 쌓여서 통로가 좁아져 있기 때문이다. 살을 빼게 되면 코골이는 많이 개선될 수 있다. 코골이에 연구개를 잘라내는 수술을 하기도 하는데 만성피로 등으로 인해서 연구개가 처져 있는 경우에는 한방 치료로도 어렵지 않게 개선되는 경우가 많다.

비강의 주위에는 부비동이 있는데 부비동은 비갑개와 더불어 인체 내로 들어오는 공기를 적정한 온도로 유지시키는 데 아주 중요한 역할을 하며 여기도 마찬가지로 섬모로 된 상피조직으로 덮여있다.

비강의 천정에는 뇌에서 나오는 후각 신경이 있는데 이는 인체의 방어선과는 상관이 없지만 후각으로 느껴지는 냄새가 뇌신경에 미치는 영향은 상당하다. 앞에서 언급한 바와 같이 이것을 이용하여 아로마요법이 나오게 되었다.

비강과 인후부 사이에는 가장 큰 임파선 중의 하나인 편도가 자리를 잡고 있어서 밖에서 오는 모든 병원체나 공기의 검역소 역할을 한다. 이 편도들은 면역성 조직들로 되어 있으며 접촉되는 외부 병원체들에 대한 면역계통의 첫 방어선이다.

일반적으로 편도는 상기도 감염 빈도가 높은 유·소아기에 증식하며 비대해졌다가 그 이후로 위축되는 것으로 보아 유년기 감염에 대한 방어기전을 형성하는데 중요한 역할을 하는 것으로 알려져 있다. 성장기 아이들 중에 편도가 상당히 커서 기도를 막고 있는 경우가 있다. 또 빈발한 감염으로 많이 부어있는 경우 제거 수술을 하는 경우가 있는데 이는 상당한 손해를 감수하는 행위이다.

이런 경우에도 여러 가지 한방치료의 방법들이 있는데 효과가 탁월하다.

2) 돌아가는 삼각지인 인후부

코와 콧구멍을 지나면 인후부가 나온다. 여기에는 두 콧구멍과 입천정이 만나서 식도와 기관지로 연결이 된다.

재미있는 것은 코와 입의 통로가 여기서 앞뒤로 바뀐다는 것이다. 입이 아래쪽이라 앞쪽에 있어야 할 것 같은데 뚜껑까지 만들면서 교차를 시켰다는 것은 상당히 의미심장하다. 이는 기관지의 점막에 걸린 이물들이 섬모운동으로 식도로 넘어갈 수 있는 유리한 점이 있다.

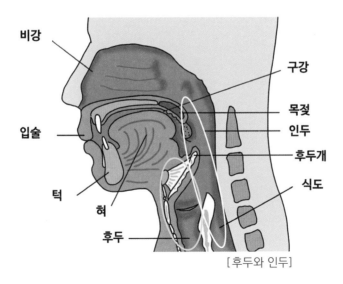

[후두와 인두]

또 덕분에 응급의학에서 많이 하는 기관절개술Trachostomy이나 윤상연골절개술Cricothyrotomy을 할 때 상부 기도인 후두와 기관이 식도보다 앞면에 있으므로 수월하다. 그리고 후두 안에는 성대가 자리 잡고 있는데 호흡했던 폐의 공기를 좁은 성대의 틈으로 내보내면서 소리를 낼 수 있게 되는데 배기량과 성대의 인대를 조절하여 음색과 음량을 조절할 수가 있다.

유리한 점과 반대로 기관으로 음식이 들어가거나 후두개 부근에 커다란 음식물이나 떡, 사탕 같은 것이 막혀서 호흡을 막는 경우가 있다. 이때 쓰는 방법이 하임리히법으로 아이들을 키우는 집에서는 부모가 알아둘 필요가 있다.

그럴 일이 절대로 있으면 안 되겠지만 찰떡이나 산낙지 같은 것은 일반 음식과 달리 하임리히법 같은 응급조치가 잘 되지 않는다. 아직도 입 안에 있다면 손으로 잡아낼 수도 있겠지만 입 안에서 조치할 방법이 없을 때 급히 할 수 있는 방법이 기관절개술이다.

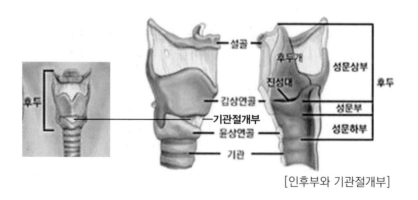

[인후부와 기관절개부]

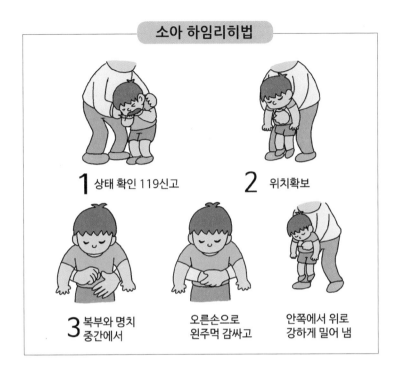

소아 하임리히법

1 상태 확인 119신고

2 위치확보

3 복부와 명치 중간에서

오른손으로 왼주먹 감싸고

안쪽에서 위로 강하게 밀어 냄

    아담스 애플로 알려진 갑상연골을 쓰다듬어 내려가다 보면 끝나는 지점에 좀 넓은 비교적 동그란 부위가 나오는데 볼펜이나 기타 뚫을 수 있는 기구로 뚫어서 바람구멍을 내어서 우선 목숨이라도 보존하고 119를 기다리는 것이 현명하다. 소독 등의 문제는 나중이고 우선은 무조건 기도 확보가 최우선이다. 뇌는 산소 공급을 3~5분만 못 받아도 치명적이기 때문이다.

3) 하기도 -그냥 가만히 있는 것이 아닌 기관, 기관지

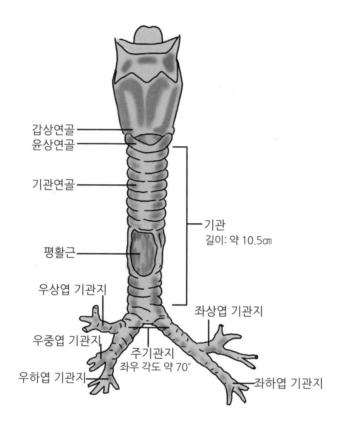

갑상연골

윤상연골

기관연골

기관
길이: 약 10.5㎝

평활근

우상엽 기관지

좌상엽 기관지

우중엽 기관지

주기관지
좌우 각도 약 70°

우하엽 기관지

좌하엽 기관지

　기관氣管은 후두 아래 제 6경추C6 위치쯤부터 시작하는데 식도 앞을 수직으로 내려가면서, 심장의 뒷부분인 제5흉추 높이에서 좌우 기관지로 갈라진다. 기관의 앞부분은 C 모양을 한 16~20개의 기관연골이 윤상인대현수인대로 연결되어서 마치 주름관처럼 되어 있는데 길이는 대충 10~15㎝, 직경은 2~3㎝ 정도의 크기로 연골이 열린

뒷부분은 평활근 다발로 되어 식도와 부착되어 있는데 이 구조는 호흡을 할 때 폐의 위치나 크기의 변화에 기관도 같이 늘어났다 줄어들었다하면서 적응할 수 있게 해준다. 특히 기침이나 재채기를 할 때 기관의 변화는 아주 드라마틱하다.

기관의 바깥 쪽에는 수많은 혈관이 분포되어 기관세포를 영양하는 한편 폐에 보내는 공기를 적절한 온도로 데울 수 있다. 이때 수많은 림프관과 림프소절은 림프액을 분비해서 기관지 내면에 붙어있는 이물질을 제거할 때 기계적으로도 면역적으로도 작용을 한다.

기관의 안쪽은 섬모가 있어서 끊임없이 이물질을 인후부 쪽으로 올려보내며 점액과 장액을 분비하는 세포와 분비관도 풍부하게 분포되어 있다. 점막의 기저부에는 탄성섬유과 콜라겐섬유가 서로 얽혀서 풍부하게 분포하여 기관벽을 안정되게 유지해주며 기관의 확장과 수축에도 관여를 한다.

기관으로 들어온 공기는 기관 내벽의 점막의 작용으로 적당한 습도를 유지하면서 폐로 들어가며 또한 기관으로 들어온 이물질은 기침의 형태로 림프액과 섞어서 구강 밖으로 배출시키게 되어 있다.

호흡을 할 때나 공기 속에 있는 먼지, 담배 연기, 화학물질 등에 의해서 기관이 자극을 받으면 기관은 수축되며 기관지 뒤의 식도 쪽에 있는 평활근 다발이 기관 연골들을 안쪽으로 끌어당겨 기관의 지름이 평상시의 약 1/6 정도로 줄어들게 된다. 이렇게 되면 기관에 분비된 장액이나 림프액이 이 물질을 싸서 관을 막게 된다. 이 상태에서 폐에 있는 공기를 갑자기 밀어내면 마치 공기총처럼 점막에 붙어

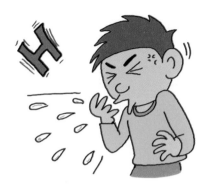

있는 이물질을 몸 밖으로 배출시킨다. 이것이 기침이며 이때 나오는 점액질이 가래이다.

이와 비슷한 것으로 재채기가 있는데 이는 코의 점막에 강한 냄새나 이물질로 자극이 가해지면 일어나는 일종의 반사운동이다. 이때 폐 속에 다량의 공기가 흡입되면 폐 속에 들어간 다량의 공기는 비강으로 나가려 하지만 코와 목구멍의 폐색이 일어나 호흡이 차단되면서 폐 속의 공기 압력만 계속 상승한다. 이 압력이 계속 올라가다가 목구멍의 폐색을 이겨내면서 튀어나오는 강한 바람, 즉 공기총처럼 튀어나오게 되는 이것이 재채기이다. 이 기침이나 재채기는 폐와 기관지뿐만 아니고 횡격막과 복근, 광배근 전체에 굉장한 자극이라서 이것이 원인이 되어 허리나 옆구리가 아픈 경우도 있다.

기관지는 기관의 말단에서 좌우 주기관지로 분지한 다음, 각각의 주기관지가 나뭇가지 모양으로 갈라져서 폐로 연결되어 있으며 폐 안에서는 폐엽기관지, 구역기관지, 아구역기관지, 소기관지, 세기관지로 갈라져 폐포와 기관 사이를 잇는 공기 흐름의 통로가 된다. 세기관지의 끝에는 폐포라고 하는 미세한 공기주머니가 약 3~4억 개 정도 달려 있다. 세기관지는 주기관지와 달리 기관지를 지탱해주는 연골이 없으며 점액과 많은 수의 평활근이 나선형으로 감싸고 있다.

갈라진 구조와 형태 때문에 들이마신 공기의 속도는 점차 줄어들어 세균, 먼지 등의 이물질은 폐포까지 이르지 않고 기관지의 내벽에 잡힌다. 내벽에 잡힌 이물질은 기관지가 계속 분비하는 점액과 섬모운동에 의해 제거된다. 또한 기관지의 상피세포 자체도 점막과 면역세포 등으로 외부에서 침입하는 세균이나 바이러스에 대한 방호기능도 잘 갖추고 있다.

4) 공기와 혈액의 만남 장소인 폐

폐는 척추와 흉골을 기둥 삼아 늑골로 둘러싸인 새장 모양의 흉곽에 보호받고 있다. 호흡을 할 때 움직이는 흉곽이나 횡격막의 운동에 의해 가스교환 기능을 수행하는 것이 폐이다. 폐는 우폐와 좌폐가 한 쌍을 이루고 심장의 위치 영향으로 좌우의 크기와 모양이 조금 다르다. 우폐는 상엽, 중엽, 하엽이라는 세 개의 구획으로 나뉘고, 좌폐는 상엽과 하엽만 있으며 내측에 심장이 위치하는 자국이나 있으며 우폐보다 조금 작다.

기관지와 폐동맥, 폐정맥과 림프관이 폐문으로 통해서 폐에 연결되어 있으며 기관지는 약 20번 정도 가지로 갈라져 나와 종말 세기관지가 되고, 가스교환의 장인 폐포로 이어진다. 폐동맥과 폐정맥이 모세혈관이 되어서 폐포의 주변에 달라붙어서 가스교환을 한다.

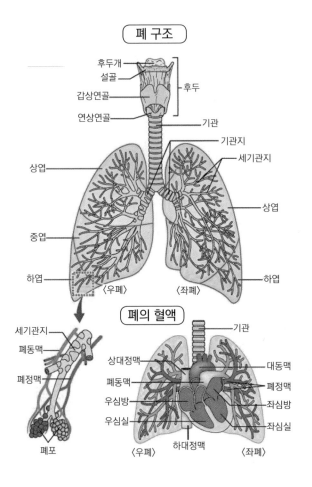

폐 구조

후두개
설골
갑상연골 ─ 후두
연상연골
기관
기관지
상엽
세기관지
상엽
중엽
하엽
하엽
〈우폐〉 〈좌폐〉

폐의 혈액

세기관지
폐동맥
폐정맥
폐포

기관
상대정맥
대동맥
폐동맥
폐정맥
우심방
좌심방
우심실
좌심실
하대정맥
〈우폐〉 〈좌폐〉

　　폐포를 둘러싸고 있는 모세혈관 속의 이산화탄소와 결합한 헤모글로빈을 가지고 있는 적혈구가 산소와 만나면 산소가 이산화탄소보다 반응성이 훨씬 좋아서 이산화탄소를 버리고 산소와 결합을 한다. 이렇게 교환된 산소는 심장으로 갔다가 온몸을 순환하면서 산소 공급을 하고 대사의 부산물인 이산화탄소로 바뀌서 다시 폐로 오게 된다.

2. 호흡기의 역할

1) 가스교환

페포에서 일어나는 가스교환은 생명을 이어가는 과정이다.

적혈구 속에 있는 이산화탄소는 조직세포 속에 있는 미토콘드리아에서 영양소를 태워서 에너지를 생산하는 과정에서 생겨난다. 이것을 폐동맥을 통해서 싣고 와서 폐포에 있는 모세혈관을 통해 공기 중에 있는 산소와 교환을 하는데 이것을 호흡 과정이라고 한다.

여기서 공급된 산소는 포도당을 분해해서 세포내 호흡과정을 거치면서 ADP(아데노신 이인산: adenosine diphosphate)를 ATP(아데노신 3인산: adenosine triphosphate)로 충전을 할 때 필요한데 몸에서 쓰는 모든 에너지는 ATP가 ADP로 바뀌면서 내놓는 열과 에너지를 쓰게 되어 있다.

이때 호흡의 에너지 효율은 계산에 의하면 34%정도 되며 66%는 열에너지로 방출된다.

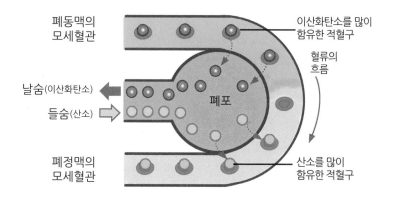

```
포도당 호흡과정---물 이산화탄소 ATP
  포도당1분자---38-2 ATP
        6 이산화탄소
        12 물
```

이 과정에서 생긴 이산화탄소를 체외로 배출을 하고 체내로 산소를 공급하는 것을 폐에서 주로 맡고 있고 피부에서도 일부하고 있다. 이 가스 교환을 하기 위하여 폐포에는 모세혈관으로 감싸져 있는데 공기도 여기까지 오면 체온에 맞게 37℃에 습도 100%로 맞춰져 있다. 세균은 거의 없는데 혹시 있다고 하더라도 폐포 마크로파지Macrophage가 훌륭히 처리한다.

이렇게 폐의 환경에 맞게 잘 적응된 공기에서 산소를 모아서 적혈구의 헤모글로빈에 결합되어 있는 이산화탄소와 교환을 한다. 다만 헤모글로빈은 산소보다는 일산화탄소와 반응을 잘하여서 공기 중에 일산화탄소가 있으면 우선적으로 결합해서 혈액 내에 산소 농도가 부족해져서 심각한 상황이 올 수도 있는 것이 과거에는 연탄가스 중독으로도 많이 알려져 있는 일산화탄소 중독이다.

◆호흡운동기전◆

가스교환을 위해 폐포 속으로 공기를 넣기 위해서는 상당히 특별한 방법을 쓴다.

호흡운동의 원리

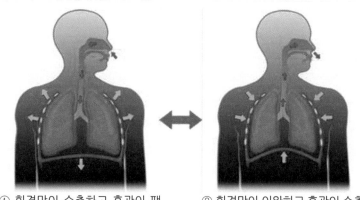

① 횡경막이 수축하고 흉곽이 팽
창하면서 폐속으로 공기가 들어옴

② 횡경막이 이완하고 흉곽이 수축
하면서 폐속으로 공기가 빠져나감

　폐를 직접 움직여서 공기를 흡입하는 방법이 아닌 폐의 바깥에 있
는 흉강의 체적을 증감시켜서 간접적으로 폐포에 공기를 넣는 방법
을 이용을 한다. 흉강을 증감시키는 방법으로는 두 가지 방법이 있
다. 흉식호흡과 복식호흡이다.

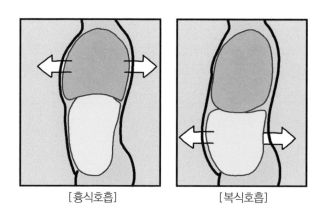

[흉식호흡]　　　　　　　　　[복식호흡]

두 호흡은 같이 병행이 되는 경우가 많은데 일반적으로 여성들은 흉식호흡을 많이 하고, 남성들은 복식호흡을 많이 하는 경향이 있다.

흉식호흡은 내외 늑간근과 흉쇄유돌근, 사각근, 전거근 등을 이용해서 갈비뼈를 들어 올려서 가슴의 용적을 키우는 것으로 쉽게 해볼 수 있다면 국민체조에서 나오는 숨쉬기 운동이 흉식호흡이다.

이 호흡은 가슴 주위의 잔 근육들을 이용하는 방법이라 중심을 흩뜨리지 않기 때문에 스피디한 운동이나 준비 자세에서 숨을 고를 때는 유리한 점이 있다. 다만 흉식호흡을 많이 하면 잔 근육들이라 상체의 피로를 가져오기가 쉽고 긴장이 풀어지지 않아서 불안한 마음이 생기기 쉽다.

복식호흡은 횡격막과 복횡근이 주로 작용하는 호흡법으로 횡격막을 아래로 떨어트리고 복부를 이완시켜서 크게 호흡을 하는 것으로 내장과 폐의 압력을 올려서 허리를 든든하게 받칠 수도 있다. 그래서 큰 힘을 쓸 때는 이 호흡이 유리하며 장의 율동을 도와줘서 마음을 안정시킬 수 있고 호흡에 부담이 없다.

역도 선수가 넓은 허리띠를 차는 것도 이 복횡근을 지지해서 복압을 높여서 더 큰 힘을 쓸 수 있게 하기 위함이다.

호흡을 할 때 폐의 확장축소 방식이 간접적이다 보니 평소 일반호흡TV 때는 보통 0.5L 정도를 사용하고 최대한 들이마셨을 때IRV는 3.1L 정도이며 최대한 추가로 내쉴 수 있는 용량ERV은 1.2L 정도 된다. 최대한 내쉬어도 남는 용량RV도 1.2L 정도는 항상 남아있다. 즉 폐에 있는 6L의 공기 중에 실제로 조용한 호흡 시에 호흡에 관여하는 공기는 0.5L이며 기압은 1기압을 유지하게 되어 있다는 것은 폐의 방어전략에서 굉장히 중요한 점이다.

1/12의 공기만이 교환이 될 수 있고 또 폐포에서는 압력이 크게 걸리지 않기 때문에 공해물질이나 독소를 마시더라도 폐의 점막에 충격을 많이 줄 수는 없어서 웬만큼 나쁜 공기 속에서도 잘 버틸 수 있는 여지가 있다.(그림 참조)

TV : 1회 호흡량(Tidal Volume) TLC : 총폐용량(Total Lung Capacity)

VC : 폐활량(Vital Capacity)　　　 IC : 흡기용량(Inspiratory Capacity)

IRV : 흡기예비량(Inspiratory Vloume) FRC : 기능적 잔기용량(Functional Residual Capacity)

ERV : 호기예비량(Expiratory Reserve Voume) RV : 잔기량(Reserve Voume)

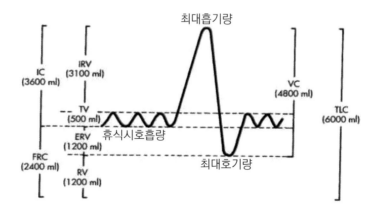

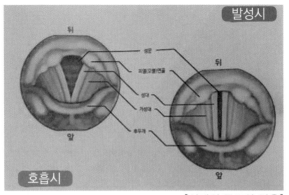

[성대의 구조와 작용]

2) 발성

호흡기의 중요 기능 중에 발성 기능이 있다. 쉽게 생각하면 호흡할 때마다 공기가 들락날락하게 되는데 그 입구에다가 호각을 하나 설치한 것이라고 보면 된다.

이 호각은 소리의 높낮이와 파장을 제어할 수 있는 것이라 저음부터 고음부까지 두터운 소리부터 엷은 소리까지 다 낼 수 있다. 이 호각을 성대라 한다. 잘 훈련된 목소리는 신의 악기라고까지 불리워지고 있으며 인간이 만든 모든 악기보다도 훨씬 더 아름다운 소리를 낸다.

성대를 사용하는 직업을 가진 사람은 가장 조심해야 할 것이 감기이다. 감기에 걸리면 성대의 장력이 틀려지며 이물질이 많아지게 되어 목소리가 정상으로 나오지 않는다. 게다가 감기에 걸렸을 때는 호흡도 고르지 않아서 목소리를 제대로 조정하는 것이 무척 어려워진다. 감기 등의 감염병이 시작되면 호흡기가 비상근무 체제로 들어가서 분비물이 많아지거나 점막이 두터워지는 등 방호벽이 좀 더 두터워지는데 성대에도 당연히 영향을 미치게 되기 때문이다.

성대의 위치는 겉에서 봐서는 아담스 애플이라고 하는 갑상연골의 안쪽에 있는데 만약 질병이나 응급조치로 성대 아랫부분에 있는 기관지를 절개하게 되면 아무리 수다스러운 사람도 한 마디도 하지 못하게 되는 것이다. 성대의 바로 밑으로 공기 통로가 만들어져서 성대를 아무리 조절해도 지나갈 공기가 없기 때문이다.

3) 체온조절 기능

체온은 시상하부에 기록되어 있는 중심 체온과 피부나 호흡기의 온도감각기에서 감지되는 체감온도를 비교하여 조절을 하게 된다. 특히 호흡기는 체온조절에 지대한 영향을 미친다.

추운 날은 비강은 좁아지고 비갑개는 부풀어 오르며 부비동의 입구는 열리면서 비강으로 연결된 모세혈관까지 확장되어서 최대한 공기를 따뜻하게 한다.

기관지나 비강에서 점액도 같이 증가하여 콧물도 증가하게 된다. 이렇게 되면 온몸의 근육이 경련을 하고 입모근도 수축하여 소름이 돋아 털이 서게 된다. 이런 반응이 생기면서 대뇌는 우리에게 옷을 껴입든지 보온을 하게 하는 일련의 동작을 하게 한다.

반대로 더운 날은 내쉬는 호흡을 강하게 하고 입으로 호흡을 하는 경우가 생기는데 이는 체내의 열을 발산시키는데 유리하다. 겨울에는 찬 공기가 폐로 바로 가는 것을 막아서 폐가 상하는 것을 방지하

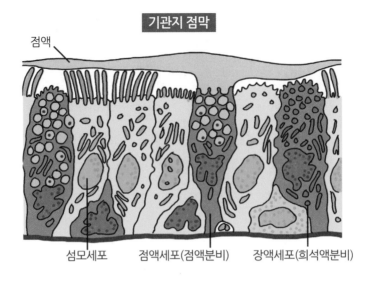

기관지 점막

점액

섬모세포   점액세포(점액분비)   장액세포(희석액분비)

고 여름에는 폐와 내부의 열을 호흡을 통해서 밖으로 발산하여 체내
가 항상 같은 온도를 유지할 수 있도록 한다.

4) 방호벽

외부로부터 호흡기로 들어오는 공기에는 이물질들이 많다. 비강
부터 세기관지에 이르는 동안 호흡기는 공기의 통로를 여러 곳으로
분산시키면서 이물질이 점막에 잡히도록 구조가 되어 있다.

보통 $10\mu\text{m}$ 이상의 크기는 비강을 지나지 못하고, $10\sim5\mu\text{m}$정도의 크
기는 비강 내에서 거의 걸러지고, $1\sim5\mu\text{m}$정도의 입자들은 기관과 기관
지의 구조적인 공기 흐름에 의하여 점액층에 거의 잡히게 되어 있다.

다만 $1\mu\text{m}$ 이하의 작은 입자들, 즉 초미세먼지에 해당하는 크기는
폐포까지 도달한 공기층에 존재하면서 날숨과 같이 나오거나 폐포

속에 머물러 있는 경우도 있다. 이 점액과 섬모는 면역계의 1차 방어선에 해당하며 점액은 모세혈관과 림프관의 영향으로 조절을 받게 되어 있다.

세균이나 바이러스도 같은 방법으로 걸러지며 호흡기의 점막에는 면역글로블린A(IgA) 등이 분비되어 있으며 필요하다면 라이소자임 lysozyme, 인터페론interferone 등도 분비되어 호흡기의 방어 기능에 기여한다.

방호벽 중에 호흡기에서 가장 특이할만한 것은 기침과 가래, 그리고 재채기이다. 다들 이것을 병의 증상으로 보지만 실은 감염 등으로 인한 면역기능의 발현 때에 폐의 기능을 보호하기 위하여 호흡기 내에 과다 분비된 림프액이나 점액들을 한꺼번에 내보내기 위한 자위기능이라고 볼 수 있다.

5) 산-염기 평형조절

폐는 탄산가스의 배출기능을 조절하여 체액의 pH酸度를 조절을 한다. 인체는 몸 속의 산도를 조절하는데 폐는 호흡을 통해 신장은 소변으로 조절을 하게 된다. 신장은 소변으로 산을 배출하고 혈액의 중탄산염 농도를 조절하는데, 이로 인해 우리 몸은 정상적인 pH 범위 내에서 조절되고 있다.

다만 신장의 조절기능은 주로 체액의 조성과 관계가 있는 염기들의 농도를 변화시키는 방법으로 길면 며칠씩 걸릴 수도 있는 긴 조절이라면 폐의 조절기능은 혈중의 탄산가스 농도를 이산화탄소의 교환을 통해서 수시로 조정하는 짧은 조절이다.

보통 혈중의 탄산 농도가 높아지면 호흡량이 늘고 이산화탄소가 산소와 많이 교환이 되고, 탄산의 농도가 낮아지면 호흡량이 줄면서 가스 교환이 조금 덜 활발해진다. 이것은 혈액 중의 산소 농도보다는 탄산 농도에 의해서 호흡량이 결정이 되는 것으로 혈액 중 PH의 급작스러운 변화에 적응하는 기전이다.

6) 혈압 조절기능

폐는 몸 전신에 있는 혈관의 내피와 마찬가지로 혈압과 세포외액의 부피를 조절하는 내분비경로인 레닌안지오텐신알도스테론시스템(RAAS)에서 안지오텐신전환효소(ACE)를 분비하여 관여한다.

이 레닌안지오텐신 알도스테론시스템은 혈압이 떨어져 신장으로 가는 혈액량이 줄어들면 신장 사구체의 수입세동맥에 있는 방사구체세포에서 레닌이 분비되어 작동이 된다.

이 레닌은 혈장단백질인 안지오텐시노겐을 활성화시켜 안지오텐신Ⅰ이 되고 폐와 혈관내벽에서 안지오텐신전환효소(ACE)가 안지오텐신Ⅱ로 바꾼다.

안지오텐신Ⅱ는 혈관 수축을 시켜서 혈압을 증가시키며 부신피질에서 알도스테론을 분비하도록 자극한다. 알도스테론은 신장의 세뇨관에서 나트륨칼륨펌프를 가동시켜 나트륨 재흡수와 칼륨의 분비를 증가시키며 수분의 재흡수를 촉진시키는 기능을 한다.

동시에 안지오텐신Ⅱ는 뇌하수체 전엽에 작용하여 ACTH(부신피질

자극호르몬)이 나오도록 하고 뇌하수체 후엽에서는 ADH(항이뇨호르몬)
이 나오도록 하여 수분 재흡수를 촉진시킨다.

이런 방법으로 혈압이 낮아졌을 때 혈관을 수축시키고 수분을 재
흡수하고 나트륨을 재흡수하여 혈압을 상승시키는 역할을 하는 것
이 이 시스템의 역할이다.

혈압약 중에 이 안지오텐신전환효소저해제를 쓰는 경우가 있으며
이 그룹의 약물들은 혈관을 이완시키고 혈액의 부피를 줄여서 혈압
을 낮추고 심장의 산소 소모량을 감소시킨다. 그래서 고혈압이나 울
혈성 심부전에 1차적으로 쓰는 경우가 많다.

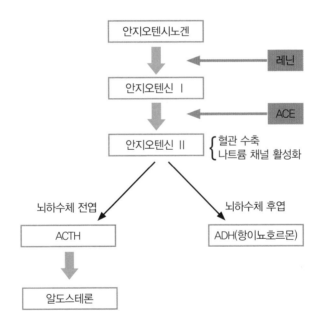

7) 약물의 대사 및 배설

폐의 호흡을 통해서 혈액 중에 있는 대사 노폐물이나 약물, 예를 들면 알콜이나 케톤체 같은 것들을 배출시킬 수 있다. 이것은 호흡을 할 때 냄새로 맡을 수 있으며 질병마다 특이한 냄새가 나는 것을 가지고 진단도 할 수가 있다.

폐는 신장과 함께 또 다른 혈액의 대사물을 배설하는 곳이다. 이는 폐에 모세혈관이 많이 분포하고 외기와 접촉하는 곳이라 자연스러운 일이다.

실생활에서 볼 수 있는 것이 폐에서 배출되는 알코올 양을 측정하는 음주 측정기구이다. 음주 측정기구는 입으로 불지만, 인후부에서 폐와 연결되어 있어서 입으로 나오는 공기도 폐에서 나오기 때문에 폐에서 나오는 공기에 섞여 나오는 대사 배설물들이 나오게 되어 있다.

다들 생각지도 못하고 있겠지만 입과 코에서 나오는 가스들은 항문에서 나오는 방귀와 성분이 많이 비슷하며 서식하고 있는 세균들도 비슷하다.

02. 피부의 구조와 역할

1. 피부(skin)의 구조

피부는 겉으로부터 표피 · 진피 · 피하지방 조직의 3부분으로 나뉜다. 부속기로서 피부가 변해서 된 털 · 손톱 · 발톱과 땀샘 · 피지선 등이 있다.

1) 표피

표피는 피부의 가장 바깥에 위치하고 있다. 기저층basal layer과 유극층spinous layer, 과립층granula layer, 투명층shining layer 그리고 각질층horny layer의 5개 층으로 되어 있으며 투명층은 손·발바닥에만 있다.

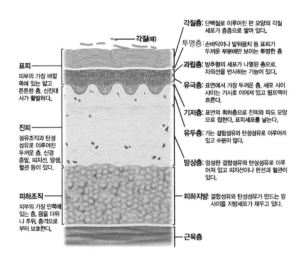

표피의 두께는 평균 1.2㎜이지만 신체 부위에 따라 차이가 많다. 가장 얇은 눈꺼풀은 약 0.05㎜, 손·발바닥은 0.16~0.8㎜로 가장 두껍다.

기저층 : 기저층에서는 끊임없이 새로운 세포가 만들어지고 성장하면서 피부 표면으로 올라간다. 그리고 각질층의 표면에 달한 세포는 때가 되어서 떨어져 나간다.

기저세포에서 표피세포가 만들어지는데 약 2주가 걸리고 표피세포가 만들어지고 각질이 되어서 떨어져 나갈 때까지 약 2주의 시간이 걸려서 모두 약 4주의 시간이 걸리는 데 이것을 각화주기角化週期라 한다. 표피에는 혈관이 지나지 않고 땀샘과 피지선의 출구와 신경의 말단이 있다.

기저층은 표피의 가장 아래층으로 진피의 유두층과 파상형으로

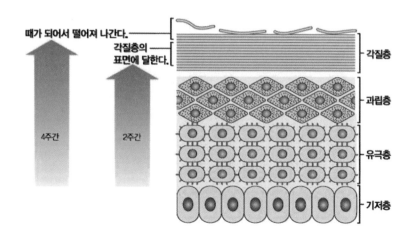

접해 있다.

　원주상 혹은 입방상의 단일 세포층으로서 주로 각질형성세포와 멜라닌 생성세포로 구성되어 있다. 기저층을 구성하고 있는 각질형성세포keratino-cyte와 멜라닌 생성세포Melano-cyte는 부위에 따라 4:1에서 10:1의 비율로 구성되어 있다. 기저층과 유극층에서는 림프액이 흐르고 랑게르한스세포Langerhanscell, 메르켈세포Merkelcell 등이 일부 관찰된다.

　각질층 : 인체의 가장 바깥에 있는 것이 각질층이다. 이 각질층은 편평하고 비늘 모양의 각질세포가 피부 표면과 평행하게 여러 층으로 이루어져 있으며, 신체 부위에 따라 두께가 다르나 일반적으로 15~25개의 층으로 이루어져 있다. 팔 안쪽의 각질층은 약 15개의 층으로 구성되어 있는 반면 손바닥이나 발바닥은 신체에서 가장 두꺼운 곳으로 25개층 이상으로 이루어져있다. 또한 각질층은 신체 부위 이외에도 성별, 나이, 질병 등에 따라 두께가 다르다.

　각질화된 죽은 케라틴 세포들은 막처럼 되고 다층으로 낙엽과 비슷하면서 바깥 층부터 순차적으로 벗겨지는데, 흔히 '때' 라고 불린다.

　각질층을 구성하고 있는 각질세포와 이 세포 사이를 메워주는 세포 간 지질은 마치 집을 지을 때 쓰이는 벽돌과 벽돌 사이의 회반죽이 메워 주듯이 단단한 장벽을 형성하고 있다bricksandmortarmodel. 각질층 내에서 벽돌은 각질세포corneocyte를 말하며, 회반죽은 다양한 구조의 지질로 이루어진 세포간지질intercellularlipid의 복합체들이다.

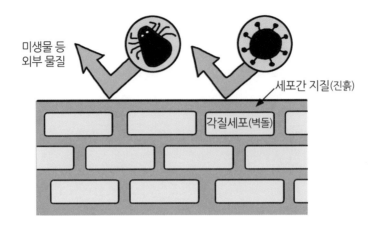

미생물 등 외부 물질

세포간 지질(진흙)

각질세포(벽돌)

각질층은 액체, 화학적 자극 물질, 알레르기 유발 물질, 미생물 등의 침입을 막기도 하며 내부의 수분이 빠져나가지 못하게 하는 방어벽 역할을 하는데 이 층에서 자외선의 80%를 차단한다. 각질층은 피부의 결이나 색깔, 촉감 등을 결정을 하기 때문에 미용적인 측면에서 많은 관심을 받고 있는 층이다.

기저층에서 비롯되어 각질로서 박리되는 기간이 보통 4주 정도 걸리는데 이를 각화주기라고 한다. 박리라고도 하는 이 과정에 이상이 생기면 피부에도 이상이 생긴다. 예를 들면 건선은 박리주기가 짧아지면서 피부 부스럼을 형성한다. 노화의 경우는 세포의 분열 속도가 느려지면서 박리주기는 길어지게 되어 길어진 만큼 건조해진다.

이렇듯 피부가 거칠거나 피부색이 나쁘게 보이는 것은 표피의 상태와 관련이 있다. 유연하고 잘 보습된 표피는 건조한 표피에 비해 부드럽고 윤기가 나는데 이는 거의 전적으로 건강상태의 반영이다.

2) 진피층(dermis)

진피는 표피와 피하지방층의 사이에 있는데 불규칙하고 치밀한 섬유조직으로 되어 있으며 실질적인 피부라 할 수 있다.

표피와는 기저막에 의해서 나뉘어 있는데 진피는 표피보다 15~40 배 정도 두텁고 두께는 약 0.5~4mm 정도이다.

세개의 층으로 이루어져 있는데 유두층Papillary layer, 유두하층 Subpapillary layer과 망상층Reticular layer으로 구성되어 있다. 유두층과 유두하층은 표피의 기저층과 닿아있는 곳이며 표피의 기저층이 증식을 하고 각질화되는데 필요한 물질의 바탕이 된다.

망상층은 진피의 가장 넓은 영역을 차지하고 많은 혈관과 신경이 있는 곳이 있고 섬유조직과 간질복합체interstitial components에 있는 세포들로 형성되어 있다. 진피의 구성은 크게 세포와 세포외기질 extracellularmatrix,ECM로 되어 있으며, 세포외기질은 섬유fibers와 기질 groundsubstrate로 구성되어 있다.

섬유는 콜라겐섬유와 탄성섬유로 되어 있으며 맨눈으로 흰색으로 보이는 콜라겐섬유는 마른 진피의 70%를 차지한다. 탄성섬유는 콜라겐섬유처럼 질기지는 않지만 아주 탄성이 강하고 두피, 얼굴 그리고 동맥과 힘줄처럼 늘어나는 기관의 진피에서 대량으로 발견된다.

기질Ground substance은 당sugar과 단백질protein로 구성된 젤gel과 같은 일정한 형태가 없는 물질gelatinous amorphous substance로 진피층의 섬유와 세포들이 존재하는 바탕의 역할을 하며 이 물질들은 피부에 탄력성을 제공하는 섬유들에 안정성을 제공하며 피브린, 헤파린, 콜라겐으로 분화될 수 있는 단백질을 포함하고 있는데 이는 세포의 유주와 분화, 그리고 상처 치유에 관여하는 수용체와 결합될 수 있는 부분을 포함하고 있다. 즉 기질은 진피층의 섬유와 세포 사이를 채워서 서로간의 연결과 상처나 감염 등의 비상시국일 때 세포의 활동과 조직의 재생 및 면역반응의 바탕이 되는 역할을 한다.

진피의 세포에서 가장 많은 섬유아세포Fibroblast가 콜라겐섬유와 탄성섬유 등을 만드는데 보통 부신피질 호르몬과 갑상선 호르몬들이 이 과정에 깊이 관여되어 있다.

조직구Histiocyte는 마크로파지macrophage의 일종으로 섬유아세포와 같이 섞여서 광범위하게 분포하는데 기질과 섬유를 소화할 수 있는 효소를 방출하여 조직의 수리와 이 물질을 분해하고 탐식하며 그것들을 면역의 T세포에 항원으로 제시할 수 있는 기능이 있다. 그 외 비만세포Mast cell, 형질세포Plasma cell, 진피수지상세포Dermal dendrocyte 등의 면역세포들이 진을 치고 있다.

이 외에 혈관, 림프관, 자율신경과 지각신경, 기모근arrectorpili 등과 함께 소한선eccrin gland과 대한선apocrine gland 등의 피부 부속기관으로 구성되어 있다.

혈관은 진피의 깊은 곳에서 수평으로 연결되어 있으며 수많은 가지들이 피하의 혈관계에서 올라와있는데 세동맥들은 유두층을 통해서 올라와 진피유두에서 모세혈관 고리를 형성하고 거기서 혈액이 피하정맥으로 흘러간다. 또한 소한선eccrin gland의 말단 부위에는 특히 혈관망이 풍부하면서 동·정맥 문합이 있어서 말초 혈액의 양과 땀을 통해서 체온을 조절할 수 있다.

림프관은 유두하층 부위에 분포되어 있으며 피하와 진피의 모세혈관 후측 림프관에까지 폭넓게 퍼져있는데 혈관처럼 규칙적이지는 않지만 풍부히 분포되어 국부의 림프노드를 통해서 혈관으로 흘러들어가게 되어 있다. 림프관은 피하의 조직액을 혈관으로 걷어들이면서 검역을 하는 검역소의 역할을 한다.

신경계는 크게 감각신경과 자율신경계로 나눌 수 있는데 감각신경에는 자유신경말단과 종말소체를 가진 특별감각신경말단으로 구성되어 있어서 촉각과 압각, 진동, 온각, 냉각, 통각의 감각을 느낄 수 있다. 자율신경들은 주로 땀샘과 입모근 혈관에 분포하여 상황에 따라 이 기관들의 기능이 조절된다.

3) 입모근 · 피지선 · 땀샘

입모근 : 피부의 털에 붙어있는 작은 민무늬근으로 이것이 오므라들면 털이 곤두선다. 이때 피부도 오므라드는데 이것이 소름이다. 자율신경의 지배를 받는데 흔히 추위나 감정의 갑작스런 변화 등에 민감하게 작동을 한다.

피지선 : 피지선은 모낭에 붙어 있는 것이 많으며 반액체형의 기름을 만들어서 털과 그 둘레에 있는 피부에 기름을 공급해 준다. 이것은 표피의 수분 이탈과 부드러움을 유지시키는데 아주 중요한 역할을 한다. 비누 등으로 이 기름막을 장기간 제거할 경우 면역의 방

호벽에 문제가 생길 수 있다. 때때로 이 피지선이 모낭을 막아 세포 찌꺼기들이 모이면서 염증이 생기면 체취가 심하게 나거나 모낭염 부스럼 여드름 같은 것들이 된다.

땀샘 : 땀샘에는 두 가지 종류가 있다. 우리가 보통 이야기하는 땀샘은 에크린선acrin gland과 아포크린선apocrin gland으로 나눈다.

에크린선은 몸의 전신에 분포하는데 입술과 성기, 손발톱을 제외한 모든 부위에 존재한다. 혈액으로부터 노폐물과 무기질을 배설하는 기능을 가지고 있다. 이것은 마치 신장의 기능과 같다. 다만 재흡수 기능이 없기 때문에 땀을 많이 흘리게 되면 미네랄을 보충해주어야 한다.

땀을 흘리고 있다는 것을 느끼지 못하는 쾌적한 날씨일 때도 땀샘은 하루 4분의 1리터의 땀을 만들어 낸다. 체온이 너무 올라가면 땀샘에서 많은 땀이 분비되어, 그 증발 열로 체온을 내린다. 체온이 내려가면 땀샘을 막아서 땀이 나지 않도록 한다.

아포크린선은 겨드랑이, 눈꺼풀, 항문 주위에 분포하는 지방 성분의 땀을 내는 땀샘이다. 사춘기기 되어 호르몬의 작용이 왕성해지면서 활동하게 된다. 특유의 체취를 내게 되는데 특히 땀샘 근처에 있는 세균이 지질을 분해하여 지방산이 되면서 특이한 냄새가 나는데 이를 암내라고 한다.

4) 피하조직(Subcutaneous tissue)

피하조직은 진피와 근막사이에 있는 지방층이라 피하지방층이라고도 불린다.

진피와 피하조직 간에 경계는 뚜렷하지 않으나 피하조직의 교원섬유와 탄력섬유는 진피와 계속 연결되어 있다.지방조직은 중성지방과 외부의 물리적 압력에 대비하여 탄성을 보존하고 수분을 유지하며 열을 발생시키는 작용을 한다.

진피에서 생성되고 피하조직을 통해 근막fascia 및 골막periostea과 단단히 연결된 섬유 뭉치는 이 지역 전역에서 발견된다. 이러한 섬유 뭉치를 진피지지대retinacula cutis라고 하며, 진피와 더 깊은 조직의 연결을 강화한다.

지방 입자의 주성분은 트리글리세라이드triglyceride로, 올레인산olein

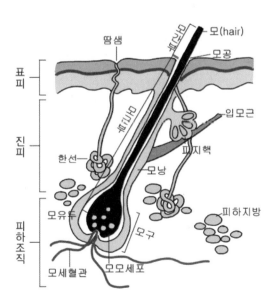

acid과 팔미틴산palmitin acid으로 구성되어 있다. 지방 입자는 지방세포의 주요 성분으로 큰 경우에는 지질 방울이 대부분을 차지하고 세포질과 핵은 세포 주변에서 얇은 테두리로 나타난다. 피하조직의 두께는 해부학적 부위, 나이, 성별, 인종, 내분비 및 개인의 영양 상태에 따라 다양하다.

흔히 볼, 가슴, 엉덩이, 허벅지, 손바닥, 발바닥에서는 두꺼우며 눈꺼풀, 콧등, 입술, 소음순 등에서는 얇으며 포피에는 지방이 없다. 피하조직은 신생아와 사춘기 아동에게서 발달하고 확대되는 경향이 있다. 지방은 특히 여자에게 많은데, 보통 목 뒤나 유방, 배, 엉덩이, 넓적다리 등에 많다.

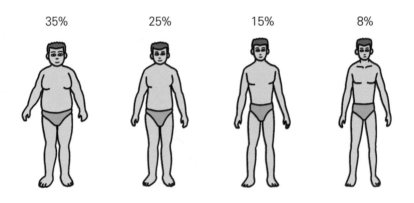

2. 피부의 역할

피부는 신체를 감싸고 있는 몸의 제일 바깥에 위치해서 외부로부터의 자극과 정보나 침입 등 여러 가지의 영향으로부터 내부를 보호하는 보호기능이 가장 중요하다.

또한, 피부를 통한 분비 배설, 체온조절, 물질 흡수작용과 비타민 D 같은 물질을 생성하는 등 물질의 이동과 생성을 할 수 있는 기능을 가지고 있는데 신체 내부의 기능과도 밀접한 연관을 가지고 있으며 기능을 살펴보면 호흡기와 유사한 점이 많다.

1) 방호벽

(1) 기계적인 방호

피부는 가죽을 말한다. 케라틴 조직으로 된 단단한 각질층과 진피층의 탄력섬유 및 교원섬유에 의한 신축성, 피하 지방층의 쿠션 역할을 두루 갖추고 외부의 침입과 마찰, 충격, 압박 등에 대해서 내부 근육과 장기를 보호하는 역할을 한다.

신체 방어에서 내부와 외부 환경 사이의 구조적인 장벽의 기능이 있다. 각질층의 케라틴 조직과 세포간지질이 단단하게 방어막을 형성하고 있으며, 진피층의 탄성섬유와 결합조직은 질기면서도 탄력이 있어서 외부 물질의 침투, 충격이나 손상에 견디는 힘이 강하다.

피부의 마찰이나 상처, 오염 등으로 인해서 각질층이 손상을 받더라도 시간이 지나면 각질층이 새로 형성되어 올라오면서 오래된 각질층이 탈락되고 새로운 각질층이 자리를 잡게 되어 늘 새로운 표피를 가질 수 있게 되어 있다. 이 주기가 약 4주 걸린다.

진피의 상처도 풍부한 모세혈관에서 혈액을 지원받아 상처를 재생시키는 기전이 잘 되어 있어서 늘 손상을 보수하면서 유지할 수 있게 되어 있다. 다만 표피의 각질층을 묶고 있는 접착제가 지질이 기반이라 비누로 많이 씻으면 조직의 지질 성분이 빠져서 각질이 거칠어지고 쉽게 손상을 입을 수 있으니 너무 자주 비누로 씻는 것은 좋지 않다.

(2) 화학적 자극에 대한 방호

피부 표면의 피지막은 pH4.5~6.5 정도의 약산성을 띠고 있다. 이 산성 보호막은 외부의 알칼리 물질에 대한 중화 능력이 있으며 피지선과 피부의 세포간지질이 끊임없이 빈칸을 메꾸는 노력으로 일정한 산도를 유지하게 되어 있어서 일시적인 피부 산성도의 균형이 깨어지더라도 원상태인 약산성 상태로 다시 돌아오게 되어 있다. 다만 너무 자주 씻는다면 특히 비누나 계면활성제로 씻는다면 당연히 감당이 안 된다.

또 pH3 이하의 강산이나 pH10 이상인 강알칼리에서는 피부가 견디기 힘들어 손상이 되게 되는데 보통은 피부 감각기가 통증으로 경고를 한다. 그리고 각질층이 약품이나 기타 물질들로 손상을 입거나 탈락하게 되어도 기저층만 손상되지 않았다면 감쪽같이 약 4주 정도에 재생이 된다.

(3) 태양광선에 대한 방호

태양광선은 파장이 긴 순서로 적외선 가시광선 자외선으로 되어 있다. 적외선은 파장의 길이가 770㎚ 이상이고 가시광선은 400~770㎚ 범위를 이야기하며 자외선은 400㎚ 이하의 광선을 이야기한다.

보통 파장의 길이가 길수록 에너지 준위가 낮고 파장의 길이가 짧

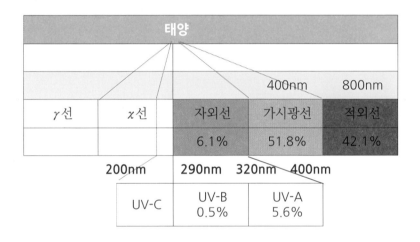

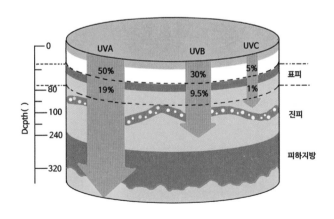

을수록 에너지 준위가 높다. 파장이 길면 침투할 수 있는 깊이가 길고, 파장이 짧을수록 침투력은 낮아진다.

적외선은 에너지의 준위가 낮아서 피부나 대사에 미치는 영향이 적다. 대신 피부 깊숙히 침투하여 조직을 따뜻하게 하여 혈액순환을 촉진하는 등의 온열효과를 낸다.

가시광선은 피부에 미치는 영향은 아직 크게 보고 된 바가 없다.

자외선은 파장에 따라 세 가지로 나누고 있는데 이 중 UV-A는 파장이 긴만큼 가장 깊숙이 침투하는데 보통 비가 오나 눈이 오나 실내든 실외든 어떤 날이든 존재하기 때문에 생활 자외선이라 부른다.

진피층까지 침투하여 교원섬유나 탄력섬유에 영향을 미치며 노화현상을 일으킨다.

UV-B는 UV-A보다 파장이 짧기 때문에 에너지 준위가 높으며 주로 표피층에 작용을 한다.. 표피 맨 아래층에 있는 멜라닌 세포를 자극하여 각질층에 멜라닌색소를 침착시킨다. 우리가 보통 햇볕에 탄다고 하는 것은 이 UV-B에 대한 인체의 반응이다. 멜라닌 색소는

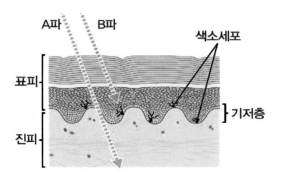

표피로 나오게 될수록 산화되어 검은색을 띤다.

UV-C는 가장 짧은 파장으로 에너지 준위도 아주 높다. 그래서 피부 각질층을 뚫지는 못하지만 집중적으로 쪼이면 DNA의 변화를 초래해 피부암을 유발할 수 있다. 다행스러운 것은 이 높은 파장의 자외선은 거의가 대기권의 오존층에 의해서 흡수되는데 환경파괴가 진행됨에 따라 오존층이 점점 엷어져서 앞으로는 문제가 될 수도 있다.

(4) 세균에 대한 방호

피부의 산성도는 세균의 생존과 발육에 영향을 많이 미친다. 피부에는 정상세균총normal flora이라는 피부의 정상적인 상태에서 존재하는 균의 집단이 있는데 대표적인 세균으로는 상피포도상구균Staphylococcus epidermidis으로 상주하는 정상세균총의 90%까지나 차지하는 곳도 있다. 겨드랑이나 외음부, 콧속 등에서는 황색포도상구균Staphylococcus aureus이 일상적이다.

외부에서 다른 균들이 체내로 침범을 하려면 일단 이 정상세균총들과 경쟁해야 하기 때문에 피부의 입장에서는 손 안 대고 코 푸는 격이 된다. 겉에서 아무리 소독해도 영향이 미치지 않는 진피층 속에 정상세균총의 균들이 숨어서 서식하는 곳이 있는데 이것의 존재는 표피의 정상세균총이 항생제나 소독 등의 이유로 멸균이 되었을 때 가장 먼저 자리 잡을 수 있도록 하는 역할을 한다.

피부의 각질형성세포나 림프구, 랑게르한스세포, 대식세포들은 피부 내로 침범한 미생물이나 외부물질에 대해 면역반응이나 염증

반응을 일으켜서 그나마 장벽을 뚫고 들어온 것을 탐식하거나 대사시켜서 막아낸다.

2) 체온조절

피부를 통한 체온조절 작용은 단연코 땀을 이야기한다.

피부의 진피층에 발달된 모세혈관층은 피부에 있는 땀샘도 연락이 되어 있으며 자율신경의 지배를 받기 때문에 기온의 변화와 감정, 체온이 오르는 일 등의 영향을 받아서 체내의 열을 체표면으로 발산하거나 혈관을 차단하여 보온을 한다.

만약 체열을 식히는 과정에서는 모공과 진피의 혈관이 확장되면서 피부는 홍조를 띠게 되며 이것만 하더라도 체온이 내려가는데 더 많은 발산을 위해서는 땀 분비가 많아지면서 증발될 때 생기는 기화

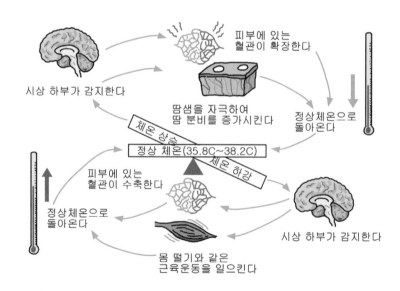

열까지 합쳐서 체온을 식힌다.

외부 온도가 낮아서 체온의 손실이 많을 경우는 체표의 모세혈관이 수축하고 피부 표면과 모공 및 입모근이 수축하여 체열의 발산을 막는 동시에 근육의 떨림 현상으로 열을 내게 되어 있다.

3) 분비 및 배설

피부는 피지선과 땀샘에서 피지와 땀을 분비한다.

체내의 독소나 신진대사에 따른 노폐물은 대부분 신장, 폐, 항문 그리고 피부를 통해서 배설 또는 배출이 된다. 비록 그 양은 많지 않다고는 하지만 여름 같은 경우에 땀을 많이 흘리게 될 때의 전해질의 배출은 무시할 수 없으며, 신장처럼 재흡수 단계가 없기 때문에 꼭 염분 섭취를 해주는 것이 좋다.

4) 피부 감각

피부에는 특화된 감각수용체가 있어서 통각, 촉각, 압각, 온각, 냉각을 느낄 수 있게 되어 있으며 부위에 따라 민감도가 많이 다르다.

대뇌피질의 감각신경 영역과 운동신경의 할당된 영역의 크기로 지도를 만든 것을 '호문쿨루스homunculus' 라고 한다. 가장 민감한 곳은 손과 입술, 혀이며 가장 둔감한 곳은 등판과 엉덩이다.

그림에서 보다시피 크게 그려진 것은 그만큼 신경세포가 많이 있다는 것이고, 작게 그려진 것은 할당된 신경세포가 적다는 이야기이다.

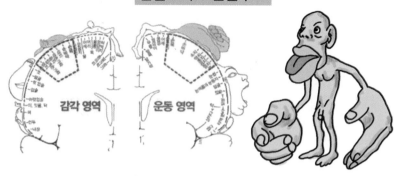

펜펠드의 호문쿨루스

감각 영역   운동 영역

뇌 지도를 바탕으로 뇌의 운동 영역에
영향을 주는 만큼 신체의 비율을 조정한 모델

여기에서 눈은 따로 되어 있어서 적은 것이지 만약에 눈에 할당된 신경세포를 다 나타낸다면 눈이 가장 커서 머리에서 눈만 툭 튀어나온 구조가 될 것이다.

5) 저장작용

인체는 섭취한 영양물질을 에너지로 바꾸어서 사용을 하고 여분의 에너지를 지방으로 바꾸어서 피하에 지방세포조직에 저장을 한다. 이 지방은 적당히 있어야 하는데 여러 가지 원인으로 저장하고 꺼내 쓰는 것이 평형이 되지 않고 저장량이 더 많다면 비만이 된다.

또 피하조직에는 지방 외에 유동체나 염분도 저장할 수 있으며 수분을 포함한 모든 영양소와 심지어는 독소 및 미생물도 저장이 가능하다.

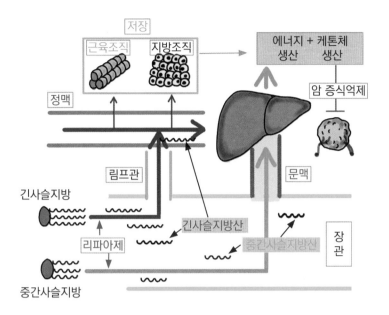

6) Vt D 형성

표피 내에서 생성되는 pro Vt D가 자외선에 노출되어 Vt D가 된다.

생성된 Vt D는 체내에 재흡수되어 칼슘 대사에 깊이 관여하여 뼈와 치아의 형성에 결정적인 역할을 한다. 부족할 때 나타날 수 있는 대표적인 질병에 구루병이 있다.

Vt D는 이외에도 세포재생이나 항노화 효과가 있어서 많이 각광받는데 적당한 야외활동만 한다면 구태여 보충에 전혀 신경 쓰지 않아도 된다.

7) 흡수작용

피부의 피지막 및 각질층에서는 물과 이물질의 침투를 최대한 저지하면서도 물질에 따라 흡수할 수도 있는 능력을 가지고 있으며 모공이나 한공(汗孔, pore, 땀구멍)을 통해서도 외부물질이 피부 내로 흡수될 수 있는데 이는 물질의 종류나 피부의 상태 및 환경 등에 의해서 영향을 받는다.

흡수가 용이한 물질로는 지용성 비타민ADEF, 스테로이드계 호르몬, 페놀 등의 유기물과 수은, 비소, 납, 유황 등의 금속이 포함되는데 특히 수은 같은 것은 과거 유럽에서 화장품으로 써서 수은 중독을 일으킨 대표적인 금속이다.

최근에는 화장품이나 샴푸, 비누 등에 쓰이는 지방유화제나 계면활성제 같은 것은 피부에 있는 지방을 녹이고 침투할 수 있는 대표적인 물질이며 너무 자주 많이 사용을 하면 피부의 방호기능과 진피의 기능에 혼란이 와서 피부에 여러 가지 문제가 생길 수 있다.

03. 면역이란?

1. 면역의 개념

면역이란 외부의 환경이나 세균, 바이러스, 기생충, 이종단백질 등의 침입과 체내의 자기의 병든 세포를 검색 인식하여 생체를 질병으로부터 보호하는 일련의 과정을 말하며, 이 면역이 일어나는 모든 부위와 구조를 면역계라 한다.

나라로 이야기하자면 국방부와 검경 조직에 해당하는 기관이 면역기관이다. 여기에는 국경선도 있고, 성벽도 있으며, 사병도 있고, 공병대도 있고, 생화학부대도 있고, 현상도 내걸며 심지어는 적들의 힘도 이용을 한다.

우선 면역에서 가장 중요한 것이 우군이냐 아니냐를 판별하는 것이다. 나이가 들거나 체력이 떨어지면 이 판별이 잘 안 되어 제거를 못하고 종내에는 심각한 질환이 되는 경우가 있는 것도 있는데 그중에 대표적인 것이 우리가 흔히 아는 종양이다.

일단 판별이 된 후에는 적군을 퇴치하는데 모든 노력을 경주하게 되어 있다. 우군이라 판단되면 면역적 관용까지도 베풀지만 적군이면 척결 대상이 된다.

게다가 상습으로 침범하는 것은 기억해놓고 다음에 침범해 들어오면 바로 잡아낼 수 있도록 되어 있다. 일반적으로 외부에서 들어가는 것은 대부분 적군이기는 하지만 공격하면 안 되는 경우도 있다. 예를 들면 부부관계 임신, 출산 때처럼 너무 세밀히 감찰하면 안 되는 경우도 있다. 그래서 이런 상황에서는 면역적인 관용이 적용되는데 이때는 다른 감염에도 상대적으로 취약해지니 몸조심을 해야 하며 면역적 관용이 순조롭지 못한 사람은 이때 몸살같은 증상이 있을 수도 있다.

또 우리 편이지만 엄격히 판별하여 감염이 되었거나, 손상이 되었거나, 변성이 되었거나, 고립이 되어 법칙을 지키지 않으면 제거해야 하는 경우도 있다. 그래서 임파선 같은 자기감찰기관도 준비되어 있다. 이런 일련의 모든 일을 하는 국방부와 경찰, 검찰을 합쳐놓은 곳이 면역계이다.

2. 방어선

인체가 외부로부터의 침입에 대한 저항을 이해하는데 쉬운 방법 중의 하나가 방어선의 개념으로 파악하는 것이다.

방어선은 외부와 직접 맞닿는 모든 곳의 경계면을 1차 방어선으로 삼으며 여기가 뚫어졌을 때 본래 가지고 있는 내재면역기능이 활동하게 되는 것을 2차 방어선, 각 항원마다 맞춤 저항을 하는 적응면역계가 활동하는 것을 3차 방어선이라고 볼 수 있다.

방어의 제일 많은 경우는 1차 방어선에서 끝이 나는 경우가 가장 많고 또 여기에서 끝이 나야 별문제가 없다. 만약 1차 방호벽이 뚫어졌을 때는 어떤 형태로든 면역의 기능이 발현이 되게 되는데 이것은 발열이나 통증 등의 증상들로 나타나게 되어 있다. 이렇게 늘 있어서 고마운 줄도 모르는 이것이 피부와 호흡기, 그리고 내장의 방호벽이다.

국방도 마찬가지 아닌가? 국경선이 뚫리면 그때는 난감해지는 것이다. 그래서 뚫어지면 안 된다. 안 뚫어지고 내내 있으니 저것은 원래 저렇게 있나 보다 생각을 하는데 절대로 그것은 아니다.

당장 피부에 자그마한 상처라도 내보자 어떻게 되나….

무엇으로 상처를 냈는가에 따라 경과가 달라지겠지만 못 같은 것에 찔렸다고 가정해보자. 아주 처음의 복잡한 감각은 그대로 지나가자… 여기서는 느끼는 것보다는 방호벽에 관한 것이니까… 흔히 통증부터 나타나면서 출혈이 생긴다. 간혹 출혈보다는 맑은 물이 나오다가 출혈이 생기는 경우도 있다. 그대로 지혈이 되고 아무 탈이 없다면 다행이지만 만약 감염이라도 되었다면 으슬으슬 춥고 붉게 부어오르고 며칠 동안 고생한다. 만약 심각한 것이 달라붙었다면? 예를 들어 파상풍이라도 온다면? 그것으로 죽을 수도 있다. 페니실린이 나타나기 전에는 전쟁 중에 가장 많이 죽는 질환으로 파상풍이나 상처의 오염으로 인한 패혈증 등으로 인한 사망이 많았다.

극단적으로 릴케 같은 시인은 장미가시에 찔려서 불귀의 객이 되었는데 이 시인이 가지고 있던 지병이 혈우병이었다. 혈우병이란 피가 멎지를 않는 보통은 유전으로 인한 병이다. 피부에 조그만 구멍만이 났을 뿐인데도 당시로서는 지혈을 시킬 방법이 없었다. 결과적으로 릴케는 1차 방어선인 피부 하나에만 의존해서 살고 있었던 것이다.

어떤 이유든 방호벽이 뚫리고 나서 감염 등이 일어난다면 체내에서 일어나는 2차 방벽인 선천면역비적응면역과 3차 방벽인 후천면역적응면역이 시작되며 전신적인 발열이나 오한, 통증같은 신체 증상이 나타나게 되어 있는데 초기의 증상은 보통은 염증이라 불린다.

2차 방어선인 비적응면역은 군부대가 움직이는 것처럼 명백히 적이라고 판단되는 것을 막아내는 활동을 이야기하며, 3차 방어선인 적응면역은 경찰이나 첩보부대의 활동처럼 체내에 깊숙이 숨어 들어와 날뛰는 적들을 타겟으로 삼아 특화된 방호를 하는 것이다. 상습침범자나 고위험자는 기억까지도 해놓게 되어 있다. 이번에 전 세계적으로 난리를 치고 있는 코로나19도 3차 방어선 담당질환이다.

보통은 가볍게 열이 나는 것부터 심하면 폐렴이나 장염을 위시한 생명이 왔다 갔다 하는 모든 병들이 병균이나 병균이 내놓는 독소를 처리하는 과정에서 나타나는 증상들이 많다. 면역기전이 활동을 하면서 사안에 따라 작거나 크게 또는 전신적으로 비상이 걸리게 되는데, 겉으로는 발열이나 구토, 설사, 두드러기, 발적, 콧물 등의 증상이 나타나며 이것이 심해지면 고열에 호흡곤란 등으로 의식을 잃기도 한다. 이는 마치 국가에 전쟁이 일어나게 되면 전투가 나는 곳은 물론 아수라장이겠지만 전투가 나지 않는 곳도 난리가 나는 것과 같다. 즉 감염으로 인한 몸의 전신 증상은 바이러스나 세균의 역할인 것보다는 여기에 대항하는 과정에서 생기는 고통인 경우가 많다.

그래서 같은 감기라도 몸이 약한 사람은 자주 감염이 되지만 심각한 증세가 나타나지 않는 경우가 많고, 튼튼한 사람은 감염이 잘 되지는 않지만 한번 감염이 되면 심하게 앓는 경우가 많다.

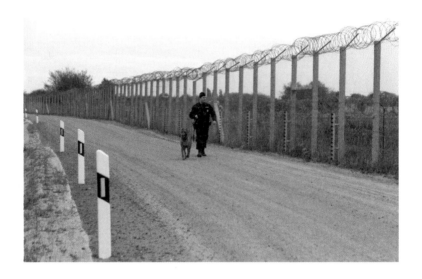

■ 1차 방어선

바깥 즉 외부와 접하고 있는 모든 곳이 우리 몸의 경계선이다. 우리가 지켜야 할 내부는 어디고 막아야 할 외부란 어디인가? 다들 외부와 접하는 곳이라면 피부만 생각할 것이다. 기관지와 폐포 속까지 그리고 외부 생식기는 겉이 되는 것이고, 음식을 먹고 나서 화장실로 넘어가는 그 모든 코스도 바깥이라고 인식할 수 있는 사람은 참으로 대단한 사람이다. 이곳도 바로 1차 방어선이다.

성벽이 그러하듯이 몸의 경계선도 외부와 통하는 통로가 있는데 통로의 기능은 유지하면서 외부와 단절한다는 것은 보통 일이 아니다. 우리가 호흡을 하고 식사를 하는 것은 말할 것도 없고 공기나 물 속에 가만히 있는 것이나 삼림욕을 하고, 해수욕을 하고, 일광욕을 하는 모든 것이 다 방어의 면에서 본다면 핸드폰의 방수가 대단한 기능이듯이 몸은 너무나도 훌륭하게 그 어려운 것을 해낸다.

외부는 끊임없이 내부로 들어오려고 하고 있으며, 그것을 훌륭히 막아내는 것이 1차 방호벽인 피부와 호흡기와 내장의 점막이다. 피부는 거의 기적에 가깝다. 특히 각질로 되어 있는 표피와 표피를 유지하는 진피는 매우 효과적인 물리적 장벽이며 단단한 성벽과도 같다.

특히 내장의 방호기전은 정말로 아주 훌륭하다. 다들 잊고 사는데 내장은 항상 바깥과 접해 있으면서 끊임없이 외부의 음식과 세균과 접촉하면서 영양소를 획득하고 나머지 결과물(?)을 화장실로 내보낸다. 때에 따라 체하거나 도저히 처리하기 힘든 것이 들어오면 설사나 구토도 하면서….

호흡기도 마찬가지이다. 폐에 들어가는 공기를 비강과 기관지의 구조 등을 이용하여 최대한 적당한 공기가 폐포까지 들어가게 하고 여기에서 가스 교환을 하게 하는데 이때에 적응이 안 되는 공기가 들어가면 재채기 등으로 다시 내보내게 되어 있다.

즉, 점막을 대표로 하는 방호벽이 막아내기 힘든 상태가 되면 몸에서도 반응을 하여 전체적으로 한번 털어내고 새로 셋팅도 가능하게 되어 있는 것이다.

이 1차 방어선에는 방어 수단에 따라 크게 세 가지 면으로 나누어 볼 수 있다.

첫째, 물리적 기계적인 장벽
둘째, 화학적인 장벽
셋째, 생물학적인 장벽

물론 이 세 가지는 한꺼번에 작동이 된다. 물리 기계적인 장벽은 대표적인 것이 피부의 표피인 각질층의 블록시멘트 구조이다. 여기에다 내부의 상피세포는 산성의 점액분비나 섬모운동 등으로 점막을 만들고 점막을 움직여 바이러스나 세균 등 기타 이물질을 밖으로 밀어낸다.

화학적인 장벽은 눈물, 침, 땀 등에 라이소자임lysozyme같은 것들이 같이 분비되어 미생물의 RNA를 분해시키는 것이고 위나 소장 등에서는 위액이나 다양한 소화효소를 분비해서 세균의 성장을 억제한다.

생물학적인 장벽은 우리가 정상세균총normal flora이라고 하는 미생물의 벽을 이야기한다. 인체에는 몸에는 크게 해롭지 않는 세균들이 우리 몸의 상피세포 부근, 즉 점막에 존재한다. 이는 몸에는 크게 해롭지 않은 병원성이 약한 세균들이 미리 선점해서 새로운 강한 세균이 침범해 들어와 커다란 세력이 되지 않도록 하는 효과가 있다.

이 세균들은 인체에 무해하거나 아니면 적어도 방호벽을 해칠 힘이 없는 세균들인데 인체의 환경도 이 병원성이 약한 세균들이 활동하기 좋은 환경으로 되어 있는 것은 물론이다. 이런 세균들도 어떤 원인으로 상처나 아니면 내부의 문제 등으로 1차 방어선이 무너지면 몸의 내부로 들어와서 면역반응을 일으킬 수 있게 된다.

1차 방어선이 튼튼한 것이 건강한 상태이다

1차 방호벽이 훌륭히 작동하고 건재할 때에는 우리 몸은 전혀 이상이 없다. 한마디로 건강한 상태이다. 아무런 증상도 불편함도 없는 아주 건강한 상태이다. 이 상태를 유지하는 것이 가장 이상적이다. 다만 이 방호벽에 상처가 나게 되면 통증이 생긴다. 통증 감각은 피부와 내장기관에 다 있다. 이 통증이 생기면 방호벽의 어디엔가 이상이 생겼다는 신호이다.

그다음에 신속히 그 부위가 메꾸어지고 별 이상이 없이 상황이 마무리되면 별문제이지만, 그곳에 근처에 있던 정상세균총normal flora의 구성원이 침범해 들어와서 문제를 일으킨다든지 아니면 무시무시한 병원성을 가진 균이 들어오든지 하게 되면 일단 그다음 방호벽이 작동하게 된다.

여기부터는 이제 선천면역 또는 내재면역의 영역이 되고 열이 나거나 오한이 들면서 아픈 상태가 된다. 그래서 1차 방어선을 건강히 유지하여야 하는 것이 중요한데 이 책은 이러한 1차 방어선을 건강히 하는데 필요한 방법을 제시하는 책이다.

■ 2차 방어선

세균이나 이종단백질이 체내로 진입하는데 성공했을 때, 즉 1차 방어선을 통과했을 때 곧바로 2차 방어선인 내재면역계가 작용하게 된다.

모든 종류의 동물과 식물이 태생부터 갖추고 있어서 선천성면역, 또는 자연면역 또는 내재면역이라고 한다. 실제로 식물, 곰팡이, 곤충이나 원시적인 형태의 다세포 생물들은 이 면역체제만 가지고 있다.

특정한 병원체를 기억하지 않고 적군의 패턴만 인식을 하여 즉각적인 반응과 무차별적으로 병원체를 처리하기 때문에 비특이적면역이라고 한다.

적군 인식

일단 방호벽이 뚫려서 세균이나 바이러스 또는 이종단백질이 들어오면 인체는 그 자리에 있는 선천면역에 관계되는 세포, 예를 들면 단핵구monocyte나 대식세포macrophage나 수지상세포dendrite cell들의 막이나 세포질에 있는 패턴 인식 수용체Patternrecognitionreceptor: PRR가 감염균-연관 분자 패턴pathogen-associatedmolecularpatterns: PAMPs을 인식하여 염증신호물질 사이토카인cytokine을 분비하게 된다. 또한 세포가 죽거나 손상되면서 나오는 손상-연관 분자 패턴damage-associatedmolecularpatterns: DAMPs을 인지하여 염증신호물질, 즉 사이토카인cytokine을 분비하여 면역체계가 시동이 걸린다.

예를 들어 본다면 우리는 냄새를 맡으면 고기가 상한 것인지 아니면 숙성된 것인지를 알 수가 있다. 한 번도 음식을 숙성시켜보지 못한 사람도 이것이 먹을 수 있는 것인지 아닌지를 거의 알 수가 있다. 이 냄새는 고기나 생선이나 야채 등에 따라 다 똑같지는 않지만 우리가 이 냄새는 먹으면 안 될 것 같다고 알 수가 있듯이 미생물이 들어오면 나타나는 특징적인 분자의 패턴이나 세포가 손상받거나 죽으면 나타나는 특징적인 분자의 패턴을 파악하고 신호물질을 내보낸다는 것이다.

이 신호물질이 감지되면 화학적 반응과 세포성 반응의 양면으로 면역반응이 진행된다.

3. 면역반응

(1) 화학적 반응

우선 화학적 반응은 보체補體와 히스타민(histamine: 단백질이 분해해서 생기는 유독 성분으로 이것이 체내에 괴면 알레르기 증상을 일으킴), 단백질 분해효소 저해제로 대표된다.

보체는 간에서 형성된 혈장단백질들인데 효소와 같은 작용을 하며 자체적으로도 살균성이 있으며 면역반응에 직간접적으로 배경과 베이스역할을 하는 물질들의 총칭이다.

평소에는 효소의 전단계 상태로나 면역물질의 전단계 상태로 비활성화 상태로 있다가 약간의 자극으로 효소나 면역물질로 활성화되게 되어 있다.

1차 방어선이 뚫리고 면역계의 감시병인 플라즈마셀 등에서 세균이 들어왔다는 신호를 받으면 이 보체들이 활성화되어 세균의 세포막에 일단 엉겨 붙거나 들러 붙어서 흠집을 내거나 종내에는 세균의 벽에 구멍을 내기까지 한다. 이 보체는 면역에서 면역세포들이 활동을 하는 든든한 뒷배경이라 볼 수 있다.

히스타민은 침범한 부위에 백혈구와 혈장단백질들을 불러서 세균과 싸우기 좋게 유리한 환경을 만든다.

단백질 분해효소 저해제는 세균이나 바이러스가 몸에 침범하면 몸에 있는 단백질을 분해해서 자기한테 맞는 것을 조달하게 되어 있는데 이 반응을 늦추거나 방해를 해서 세균의 요구에 부응하지 않는 것을 말한다. 이는 프랑스 군대를 맞이한 러시아의 초토작전을 연상케 한다.

즉, 세균이 체내로 들어왔다는 신호가 오면 혈액 중에 있는 보체가 활성화되어 세균에 엉겨 붙어서 흠집 내지는 구멍을 내거나 신호를 보내어 면역세포가 잡아먹기 좋게 만들고, 또한 히스타민은 우리 편을 최대한 많이 모아 오고 단백질 분해효소 저해제는 세균이나 바이러스가 체내에서 자리 잡는데 최대한 불편한 환경을 만들어준다.

(2) 세포성 반응

세균이 감염되면 근처에 상주하던 형질세포plasma cell와 대식세포macrophage에 있는 패턴인식체가 알게 되면 비만세포macrophage와 대식세포는 히스타민과 사이토카인들을 분비하고 여기서 벌어진 판에서 가장 먼저 백혈구 (특히 호중구)가 현장에 도착하여 식세포작용을 하고 파괴되어 고름이 된다.

대식세포macrophage는 평소에 상주하기도 하지만 혈액 속 단핵구가 분화되어 생성된다. 왕성하게 세균이나 찌꺼기, 즉 죽은 조직, 수명이 다한 적혈구 등을 먹어치우거나(식균작용 phagocytosis) 분해를 하는 한편 단백질 분해 효소나 지질 대사물질, 면역단백질cytokine 등의 각종 인자를 생산하여 염증 반응의 진행과 유지 및 조직 재생에 중요한 역할을 한다.

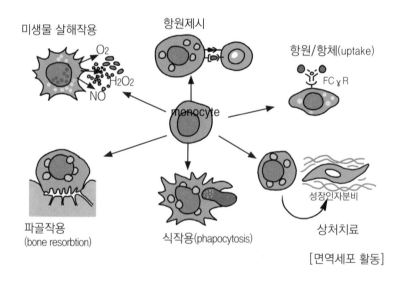

미생물 살해작용   항원제시   항원/항체(uptake)

O_2 H_2O_2 NO   FCɣR

monocyte

파골작용
(bone resorbtion)   식작용(phapocytosis)   성장인자분비   상처치료

[면역세포 활동]

피부에서는 주로 수지상세포(랑게르한스세포 dendritc cell, DC)가 세포성 면역에 관련되는데, 수지상세포는 긴 돌기를 지니고 있으며, 피부의 조직에 상주하면서 병원체와 찌꺼기를 섭식하는 역할을 하고,

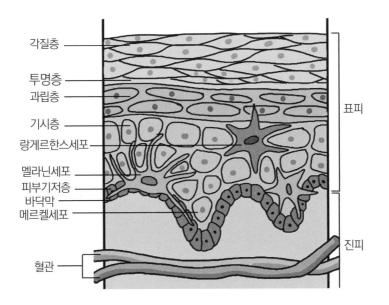

각질층
투명층
과립층
기시층
랑게르한스세포
멜라닌세포
피부기저층
바닥막
메르켈세포
표피
진피
혈관

내재면역이 반응이 충분하지 못할 때 2차 림프기관으로 이동해 적응 면역 반응을 매개한다.

2차 방어선에서의 인체의 증상

2차 방어선부터는 인체가 면역의 기능에 의해 즉각적으로 증세가 나타난다. 보통 4시간 정도에 가벼운 것은 결판이 나며, 경미한 조직 손상 같은 것은 별 증세도 없이 회복된다.

4시간 안에 정리가 되지 못했다면 보통은 2일 정도에 최대의 반응을 하면서 4일에서 1주일 정도 경과를 하는데 염증반응에 따라 통증과 발적, 발열, 부종 그리고 해당 부위의 기능 장애 등 감염 질환의 일반적인 모습으로 증세가 나타난다. 이 염증반응은 감염이 더 이상 퍼지지 않도록 국소화하고 손상된 조직이 빨리 회복될 수 있도록 한다.

세균의 양이 적거나 독성이 약하다면 국소의 통증이나 발적 소양 등의 증상으로 끝날 수도 있겠지만, 세균의 독성이 강하거나 대량의 침범이 이루어진다면 다양한 전신 증상도 나타난다.

또 히스타민은 마스트셀이나 호염구에서 방출되는 물질로 소동맥을 이완시켜서 열과 발적현상을 일으키고 모세혈관의 투과성을 증가시켜서 혈장의 성분이 조직으로 들어가게 해서 부종을 일으키고, 세기관지의 평활근을 강하게 수축시키는 역할을 하는데 이는 기침 등의 형태로 증세가 나타나며 심하면 천식처럼 호흡 곤란이 올 수도 있다.

흔히 근육의 통증이나 불편이 여러 곳에 생기면 국소염증을 의심을 하게 되는데 이런 염증이 다발적으로 생긴다면 염증의 직접적인 치료보다는 회복력에 문제가 있는 것으로 파악을 하고 전신적인 건강상태를 끌어올리는 데 노력해야 한다.

■ 3차 방어선

적응면역계

2차 방어선은 즉각적으로 반응을 하여 2~3일 정도에서 최대치의 경과를 보인다. 이 2차 방어선에서 병원체를 빨리 처리 못하거나 독성이 강하거나 쉽게 검출이 되지 않는 바이러스 같은 경우에는 3차 방어선인 적응면역계adaptive immune system를 작동시키게 된다.

항원제시

선천면역에서 크게 활동하는 대식세포와 비만세포, 수지상세포에서 병원체(세균, 바이러스 등)를 잡아먹고는 병원체의 남은 특징적인 단백질 조각을 자신의 세포 표면에 있는 주조직적합체MHC라고 하는 곳에 걸어놓고는 T헬퍼세포(T-helper cell, Th)에 보여준다. 이를 항원제시라고 한다.

이렇게 제시되면 T세포가 활성화되어 적응면역계가 활동을 한다.

또 Th는 B세포에도 연락을 줘서 B세포가 항체를 만들어 내게 되고 본격적인 항원항체반응이 시작된다.

이 적응 면역계는 한마디로 말하자면 B세포와 T세포가 관여를 하는 면역을 이야기한다.

B세포는 항체를 생산해서 분비하여 병원체의 활동 제한과 제거를 목적으로 하는 체액성 면역에 중심적인 역할을 하고, T세포는 세포를 파괴하는 작용(세포 독성 T림프구 : cytotoxic T lymphocytes : CTL)을 하여 세포성 면역의 중심이 된다.

여기에서 승리를 하게 되면 전투에 참여했던 B세포 중에서 일부는 기억세포가 되어 남게 되고, 만일 새로 같은 세균이 들어오게 되면 신속하게 분화하여 훨씬 빨리 대량의 항체를 만들어 내게 되어 있다. 이것이 한 번 걸린 병은 두 번째는 잘 걸리지 않는 이유이다. 이것을 이용하여 전염성이나 독성이 강한 병원체의 독성을 없애거나 줄여서 위험성은 줄이면서 기억세포에 등록을 시켜서 후에 그 병원체에 대한 저항력을 높이는 방법이 예방접종이며 반응성을 높이

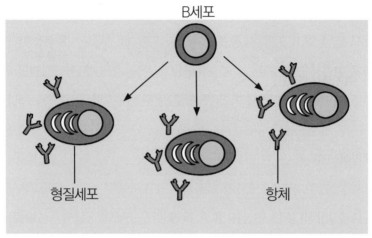

려고 만든 가짜 균이 즉 백신이다.

이 적응면역계는 개별적인 항원에 반응을 하는 복잡한 시스템이라 간혹 이상이 생기 쉽다. 좀 더 과한 반응을 하여서 오는 면역과잉이 있을 수 있고, 반대로 면역결핍도 있을 수 있으며 자기 조직을 잘못 인식하여 오는 자가면역질환도 있을 수 있다.

항원항체 반응

항원은 세균, 바이러스 또는 이종단백질을 이야기한다. 즉 내 몸에 들어와 있는 정상적인 내 몸이 아닌 것들은 다 항원이라고 볼 수 있다. 항체는 이 항원들과 결합을 하여 항원을 인식하고 동시에 무력화시키는 작용을 하는 면역글로블린을 이야기한다.

항체는 통상적으로 혈액과 조직액뿐만 아니라 분비물(눈물, 콧물

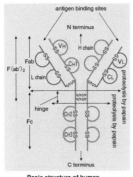

Basic structure of human immunoglobulin (IgG).
Fab: Fragment antigen binding. Fc: Crystallizable fragment. VL: Variable light chain. CL: Constant light chain. VH: Variable heavy chain. CH: Constant heavy chain.

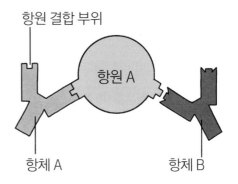

등)에서도 발견되는데 보통은 형질세포plasma cell에서 생성, 분비된다. 형질세포는 면역계에서 B세포가 항원 또는 T helper세포의 신호를 받고 분화되어 나온 세포이다.

항체에는 항원과 결합하는 부위가 있는데 이 부위는 항체마다 각기 다른 항원에 맞는 특이한 모양을 하고 있다. 항원이 들어오면 여기에 맞는 항체가 활성화되어 항원을 공격하게 되어 있다.

즉, 항원의 다양한 단백질고리가 자물쇠라면 항체의 단백질 결합부는 열쇠에 해당하여 항원의 단백질을 열어젖히게 된다. 이때 T-helper세포에서 기억을 하고 있는 항원의 단백질 모양을 검색하면서 항원에 맞는 항체를 생성하게 되어있기 때문에 기억하지 못하는 항원에 대해서는 시간이 좀 지연이 되는 것이 일반적이다.

우리가 전염병이 돌 때 백신이라는 것을 많이 이야기하는데 그것

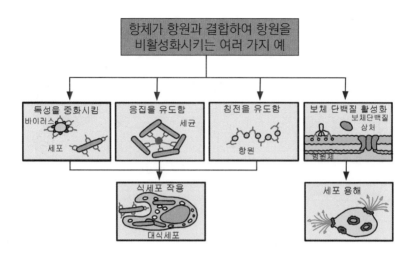

이 바로 T-helper세포가 기억을 하도록 병원체와 유사한 단백질 자물쇠를 만들어서 기억하게 만들어 놓는 것인데 요즈음은 생화학적으로 항원과 항체를 대량생산하여 직접 투여할 수 있는 경지까지 왔다. 이렇게 항체를 생산하여 항원에 대항하는 것을 체액성 면역이라하며 항원에 따라 항체가 변화하여 결합하는 반응을 항원항체반응이라 한다.

항원항체 결합이 생기면 위의 그림과 같이 항원의 독성을 중화시키거나 응집시키거나 활동성을 저해하여 침전시키거나 하여 식균작용이 용이하도록 하며 또 자체적으로 항원을 용해시키기도 한다.

◆ 면역글로블린의 종류 ◆

항체, 즉 면역글로블린은 당단백질로서 여러 종류가 있는데 아래에 표와 함께 간단히 정리했다.

	IgG	IgM	IgA(분비)	IgD	IgE
분자량	150,000	970,000	160,000 (390,000)	184,000	188,000
혈청농도(mg/ml)	12.0	1.5	3.0	0.03	0.00005
혈중 반감기 (days)	21	5	6	3	3
H-chain 항체 형태	γ	μ	α	δ	ε
태반통과	+	-	-	-	-
보체고정활동	+	+	-	-	-
기본구조					

항체는 가벼운 사슬light chain과 무거운 사슬heavy chain의 두 부분으로 되어 있는데 가벼운 사슬은 항원의 모양에 따라 변화를 하여 결합하는 열쇠의 부분이며 무거운 사슬은 열쇠의 몸체역할을 하여 항원의 활동을 무력화시키는 여러 활동을 하는 부위이다. 항체의 무거운 사슬heavy chain의 불변 영역의 모양에 따라 항체는 IgG, IgA, IgM, IgD 그리고 IgE 5가지로 분류된다.

각각에 설명을 붙인다면 아래와 같다.

IgA : 몸의 점막 부분에 많이 존재한다. 최전선의 면역 반응을 담당하며 외부 기생체, 즉 바이러스나 세균 등의 침입을 방어한다.

IgD : 최초 면역 반응을 일으키는 과정에서 중요하게 작용한다.

IgE : 알러지 반응 및 염증 반응에서 주로 작용한다. 플라즈마세포와 결합하여 히스타민을 분비하게 한다.

IgG : 면역 반응을 주로 담당하는 항체. 가장 양이 많다. 면역 반
응이 진행되면서 IgM이 IgG로 바뀌어 생산된다.

IgM : 면역 반응 시 최초로 만들어지는 항체. 다섯 개의 Y가지가
결합되어 있다.

■ 2차, 3차 방어선 종합

2차 방어선과 3차 방어선, 즉 선천면역계와 후천면역계는 아래와
같은 차이로 정리할 수 있다.

이 3차 방어선은 2차가 끝나고 나서 기다렸다가 시작하는 것은 아
니다. 거의 같이 시작을 하지만 적응면역계는 4일에서 1주일 정도
되었을 경우 최대치에 이르며 이후의 경과는 병원체와의 승부에 따
라 달라진다.

아래 그래프에서 보다시피 2차 방어선과 3차 방어선은 동시간에
일어나는 서로 다른 주기를 가진 반응이다. 둘 다 같은 장소에서 같
이 벌어지는 상황인 만큼 둘 다 서로 상보적이거나 보완적이기도 하
다. 예를 들면 형질세포plasma cell는 2차 방어선에서 대식세포나 호중
구neutrophill의 섭식 이후의 신호를 가지고 3차 방어선에 해당하는 B
세포를 자극해서 플라즈마셀로 분화되어서 지속적인 B세포를 형성
하게 된다.

이와 반대로 3차 방어선에 해당하는 T세포가 항원과 접촉해서는
대식세포들이 섭취한 미생물을 죽이는 능력을 높이는 화학물질을

선천면역계	적응면역계
비특이적 반응	병원체 또는 항원에 대한 특이적 반응
즉각적인 최대의 반응 유발	항원에의 노출과 최대의 반응 사이에 시차 존재
세포성 및 체액성 구성 요소	세포성 및 체액성 구성 요소
면역 기억 현상 없음	면역 기억 현상 유도
대부분의 생물에서 관찰	유악류에서만 발견

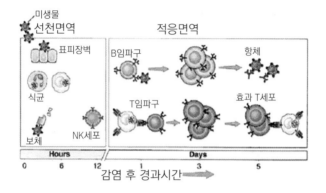

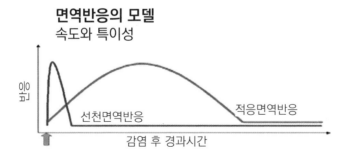

분비하기도 한다. 이렇게 전후방이 없는 전쟁을 하고 있을 때의 몸 상태는 보통 힘든 것이 아니다.

염증 부위나 감염 부위에 퍼져있는 히스타민, 브라디키닌 등의 약물과 헤파린, 수많은 면역단백질사이토카인로 온몸의 혈관과 골수와 림프액은 전쟁터를 방불케 한다. 오죽하면 그 난장판을 "사이토카인 폭풍"이라고 까지 할까…. 이 싸움에서 만약 병원체가 이긴다면, 급성 감염으로 회복불능이 되거나 요행하게도 위기를 넘긴다하더라도 만성으로 변하여 두고두고 고생을 하게 되며, 회복이 되더라도 많은 시간을 병석에서 보내야 한다.

건강한 상태에서도 회복이 만만찮은 병원성이 강한 병원체의 경우에는 환자가 평소에 기저질환이 있거나 피로 등으로 방어막이 약해졌을 경우에는 생명까지 위태로울 수도 있다. 아스피린이나 헤파린 같은 혈액을 묽게 하거나 혈관 투과성을 높이는 약물들은 이런 면역질환들에 상당한 불리를 초래할 수 있다. 그래서 평소의 독립적인 건강관리가 면역에서는 참으로 중요하다.

4. 방어오류

■ 알레르기

항원이 우리 몸에 들어오면 항체가 만들어지고 항원항체반응이 일어나게 되는데 면역과민반응이란 보통사람은 항원으로 인식하지 않는 것을 항원으로 인식해서 면역반응이 일어나는 것을 말한다.

이 항원에는 먼지, 식품, 꽃가루, 한냉, 햇빛 등 보통 일상적인 것이 많은데 가장 많이 호소되는 항원물질은 단백질이다. 이 과민반응을 알레르기라 하고, 이때 항원에 해당하는 것을 알러젠이라 이름을 붙인다.

이 개념은 1906년 오스트리아의 클레멘스 폰 피르케가 그의 환자들 중에 먼지, 꽃가루 등 일반적으로는 무해한 것에 과도하게 반응하여 이상이 나타나는 것을 보고 처음으로 소개했다.

피부와 호흡기는 면역과 알레르기 반응이 일어나는 주요 기관이다. 기관지 질환과 피부 질환은 면역계의 눈으로 보면 굉장히 유사하다. 알레르기는 일반적으로 1064년에 R.R. Coombes & P.G. Gell이 알레르기 반응을 발현시간과 체액성-세포성 반응에 기초하여 정한 4가지 범주로 분류된다.

좀 더 자세한 설명은 아래와 같다.

Ⅰ형 알레르기

Ⅰ형 알레르기에 의한 전형적인 피부 질환은 두드러기와 약물발진(두드러기 반응)이다. 그 외 알레르기성 비염(건초열)과 알레르기성 기관지 천식은 Ⅰ형 알레르기에 의한 흔한 질병이다. 보통 항원을 투여한 후 5~15분 정도에 반응이 나타나므로 즉각과민증이라고도 한다.

기전은 항체 IgE가 알레르기의 발생 과정에서 중추적 또는 심지어 단독적 역할을 한다. 표면에 IgE가 있는 비만세포mast cell가 항원에 반응을 하여 이 비만세포에서 히스타민과 프로스타글란딘 같은 화학매개체가 적당한 선을 넘어서 아주 많이 분비되어서 오는 것이다.

이 화학 매개체들은 혈관 투과성을 강화시켜 부종을 발생시키고, 게다가 염증을 유발하기 위해 에오지노필eosinophils의 이동을 유도한다. 따라서 콧물 배출, 가려움 그리고 기관지의 분비물 증가가 유도되고 말초혈관의 확장에 의해 혈압이 낮아진다. 증상은 일시적이며 보통 몇 시간 안에 가라앉지만 이런 증상이 있는 환자 중에서 심각한 경우는 과민성 쇼크anaphylactic shock를 일으킬 수 있다.

II형 알레르기

타입 II형 알레르기에서는 조직세포 표면의 약물에 의한 결합물이나, 호르몬 수용체나, 타세포와의 결합 기구 등의 정상적인 구조물을 IgG나 IgM 항체가 오인하여 결합해 자가항체Autoantibody가 생성되어 면역반응이 활성화되어 세포가 손상 내지는 파괴되는 것이다.

예를 들면 수포성 천포창에서는 IgG나 IgM이 자가항체가 되어 기저세포의 세포벽의 결합구조에 결합하게 되어 기저세포가 손상되어 물집이 생긴다.

또 약물이 체내에 들어와서 표피세포나 혈액세포와 결합하여 제II형 알레르기를 일으키는 부착소 역할을 할 수 있다. 대표적인 것으로 페니실린이 있다.

약물 유발성 용혈성 빈혈, 잘못된 수혈에 의한 혈액형 불일치로 인한 용혈, 혈소판 독성 빈혈, 독성 피부 괴사증TEN이 이 메커니즘에 의해 발생한다.

III형 알레르기

타입 III형 알레르기는 항원항체 복합체(면역 복합체)가 혈관 및 조직의 특정 부위에 침전될 때 발생한다. 침전이 되면 주위 조직의 손상을 야기하게 된다. 감염이나 약물은 면역 복합체의 퇴적을 유도하는데, 알레르기 반응은 이 퇴적으로 인한 면역매개물질(사이토카인) 등으로 섬유소 변성과 백혈구 침투를 유발하여 국소에 염증이 일어나게 되는데 이것을 말한다. 이것과 상관있는 병으로 피부 소혈관 맥관염, 혈청병, 사구체 신염, 루푸스 신염 등이 III형 알레르기다.

IV형 알레르기

타입 IV형 알레르기는 항원과 해당 T세포 (특히 T-helper) 사이의 반응에 의한 염증이다. IV형 알레르기에는 감작성 단계와 반응 단계로 두 가지 단계가 있다.

초기 침입 시 항원은 항원이 존재하는 세포에 둘러싸여 국소 림프절에서 T세포를 활성화시킨다. 이때 항원의 2차 침입(감지)에 신속하게 대응할 수 있도록 반응 T세포와 함께 메모리 T세포가 생성된다. 이때를 감작성 단계라 한다.

2차 침입과 이후 침입에서는 항원이 존재하는 세포에 의해 메모리 T세포가 활성화되고, 항원에 의한 도전(영향력 단계) 후 48시간 만에 최고점을 찍는 염증이 발생한다. 이때를 반응 단계라 한다.

반응이 일어나려면 시간이 오래 걸리기 때문에 IV형 알레르기는 지연 과민증이라고도 한다.

IV형 알레르기에 의한 대표적인 병변은 악세서리, 시계, 벨트 등과 접촉했을 때 나타나는 알레르기성 접촉 피부염과 결핵검사 시 하는 투베르클린반응검사나 장기이식을 하였을 때 거부반응이 생기는 이식거부반응GVHD이다.

보통 알레르기라 하면 Ⅰ형 알레르기를 전형적이라 많이 생각했는데 최근에는 Ⅳ형과 Ⅰ형을 같이 생각하는 경우가 많아졌다.

Coombs classification	Type I	Type II	Type III	Type IV
Type of reaction	Anaphylaxis (immediate hypersensitivity)	Cytolytic reaction	Immune complex reaction	Cellular immunity (delayed hypersensitivity)
Associated antibodies	IgE	IgG, IgM	IgG, IgM	-
Associated immune cells	Histiocytes, basophils, mast cells	Cytotoxic T cells, macrophages	Multinuclear leukocytes, macrophages	Sensitized T cells, macrophages
Complement	Unneeded	Needed	Needed	Unneeded
Target tissues/cells	Skin, lung, intestines	Skin, erythrocytes, leukocytes, platelets	Skin, vessel, joint, kidney, lung	Skin, lung, thyroid gland, central nervous system, etc.
Disorders	Urticaria, drug eruption, asthma, pollinosis, anaphylaxis	Bullous pemphigoid, hemolytic anemia, idiopathic thrombocytopenic purpura, TEN, transfusion incompatibility	Cutaneous small-vessel vasculitis, serum sickness, glomerulonephritis	Allergic contact dermatitis, erythema induratum, GVHD
Illustration of reaction				

[쿰스&젤]에서 인용

■ 자가면역질환

면역계는 적과 아군을 구분하는 데서 시작한다. 적과 아군이 구분되면 아군에는 반응을 하지 않고 적에게만 항체가 생겨서 공격을 하게 되어 있다.

정상적인 면역기전에서는 자기의 단백질에는 반응을 하지 않아야 하는데 자기단백질을 적으로 인식하여 공격하게 되는 현상을 자가 면역이라고 하며 그런 질병을 자가면역질환이라고 한다. 즉 면역기 능이 착오를 일으켜서 자신의 세포나 조직을 공격하게 되는 것을 자 가면역이라하며 자신의 세포나 조직을 공격하게 되는 항체를 자가 항체라 한다. 이 자가항체는 아래와 같은 기전들로부터 생긴다고 생 각되고 있다.

1. 배아단계 이후 면역체계에 고립된 기관이 알 수 없는 이유로 면 역체계에 노출되어 비자기로 인식이 된다. 예를 들면 교감성 안 구증 또는 무정자증에 이런 경우가 있다.

2. 정상조직이 바이러스나 박테리아에 의해 변성이 되어서 이 변 성된 단백질이 항원이 되어서 아군 세포가 오인 받아서 공격받 는 경우가 있다. 예를 들면 마이코플라즈마 폐렴같은 경우에도 이런 경우가 있다.

3. 특정한 박테리아에 대항하는 항체가 몸에 있는 단백질과 비슷 해서 알아보지를 못하고 몸의 세포를 공격하는 경우가 있다. 예 를 들면 류마티스열이 그런 경우이다.

4. 면역의 항상성이 여러 가지 이유로 기능부전에 빠져서 정상상 태에서는 제거되는 자기항원에 반응하는 림프구가 제거되지 않 아서 생긴다. 예를 들면 전신성 루프스 같은 자가면역질환이 이 에 해당된다.

5. T세포의 기능을 억제하는 규제 T세포의 기능이 저하되어 자기에 대한 면역반응이 조절되지 않게 되는 경우가 생기는데 이는 SLE, 전신성경화증, 자가면역수포창 같은 경우가 여기에 포함된다.

위의 설명에서 보다시피 노화와 만성질환 등의 이유로 면역반응이 오래 지속되면서 이 반응에 관여하는 수많은 세포와 보체 기타 면역세포들의 복잡한 반응들이 점차 선명도가 떨어지게 된다. 그래서 아군이나 아군의 부산물을 적으로 오인하게 되면 이 오인된 아군에 대항하는 자가항체가 생기게 되고, 그 뒤부터는 지속적인 공격이 일어나게 되어 있다.

오랫동안 병치레를 하거나 장기간 면역기전에 개입하는 치료에는 자가면역질환이 생기기가 쉬운데 일반적으로 자가면역이 시작되면 일반적인 치료법으로는 치료가 어려운 것이 현실이다. 환자의 부담을 줄이면서 건강을 회복할 수 있는 치료법에 대한 고민을 다들 해봐야 할 것이다.

■ 면역결핍

면역결핍은 면역인자가 모자라서 제대로 된 면역기능을 수행할 수 없는 상태를 이야기하는데 선천적으로 오는 경우도 있고 후천적으로 오는 경우도 있다.

선적적으로 오는 경우는 세균이나 바이러스 균류 등이 감염되면 심각한 상태가 되기 쉽다. 위스콧알드리치증후군에서 관찰된 습진성병변, 체디악히가시증후군Chediak-Higashi's syndrome에서 명백히 관찰된 안피부 백화증후군 및 광감수성 반응 등에서 보듯이 각 질환에 특정 결핍된 인자로 인한 특이적인 소견이 존재한다. 이 선천적인 면역결핍의 치료로는 조혈모세포이식을 많이 쓰는데 공여자를 구하기 어려운 점 등이 있어서 최근에는 제대혈臍帶血 등을 쓰는 방법이 대안으로 떠오르고 있다.

후천적으로 오는 것은 보통 질병이나 치료의 과정 또는 그 결과에서 비롯된 경우가 많으며 질환에 따른 특별한 면역인자의 기능이 약해지거나 모자라게 되어 혈중에 항체 감소, 림프구 감소, 보체 감소 등의 결과로 면역부진을 초래한다. 그래서 만성병에는 면역기능을 위해서라도 꼭 체력이나 원기를 보충해야 예후가 좋을 수가 있다.

대표적인 예로 전신성홍반성낭창(Systemic Lupus Erythematosus, SLE) 등의 콜라겐 질환, 악성림프종, 백혈병 같은 면역증식성질환, HIV(human immunodeficiency virus, AIDS), HTLV-1(human T-lymphotrophic virus 1) 그리고 항암제나 스테로이드 방사선 요법 등의 면역억제 치료들이 면역결핍을 초래할 수 있다.

이 면역결핍으로 인해 정상적인 상태에서는 활동하지 않는 세균이나 바이러스들이 감염하는 기회 감염이 있을 수 있는데, 예컨데 에이즈 환자의 경우에는 지루성 습진, 건선성 발진, 자반 종양 덩어리, 카포시육종 등이 흔히 발생한다.

04. 생각지도 못한 입주민인 세균

1. 누가 인체의 주인일까?

인체에는 수많은 세균들이 있다. 몸의 세균을 다 모아서 무게를 달면 약 1~2Kg 정도 된다고 한다. 어디에 이렇게 많이 있을까?

호흡기에 900여 종, 입 안에 1,300여 종, 여성 생식기 내부에 300여 종, 그리고 소화기관 내에 무려 4,000여 종이 살고 있다고 한다. 종류만 해도 이 정도인데 숫자까지 많아서 가히 인체는 세균의 덩어리라고 할만하다.

인체를 이루는 세포의 크기는 조직마다 다르지만 가장 많은 수인 적혈구의 크기가 7~8μm이고, 간 세포는 150~200μm 정도라고 한다. 세균은 수 μm 정도로 인체의 세포보다 훨씬 작다. 게다가 바이러스의 크기는 이보다 훨씬 작다. 그러다 보니 1Kg 밖에 안되는 미생물들의 총합이 체세포의 숫자를 훨씬 뛰어넘는다.

이쯤 되면 누가 주인인지 알 수가 없다. 숫자로만 본다면 미생물이 단연 주인이라고 봐야 할 것이다. "인체라는 기구를 타고 움직이는 것은 바이러스나 미생물이다" 라고 한다면 반박할 말이 없다.

수정란으로부터 자라난 생물은 전체 시스템의 한 구성원일 뿐이다. 이 인간이라는 시스템의 다른 나머지 부분들은 수조에 해당하는 미생물들이다. 또 곰팡이와 기생충 등을 생각한다면 우리는 무균 상태의 체내를 가지고 있는 것이 아니라 한 사람 한 사람이 다 세균 이나 미생물의 집이다. 이는 마치 나무가 세월이 흘러 오래되면 동 물과 식물 곰팡이 겨우살이 등의 안식처가 되듯이 인체도 아마 그런 개념에서 파악해야 할 것이다.

두 번째 게놈 프로젝트라 불리는 '인체 미생물 군집 프로젝트'가 진행 중인 버클리 국립연구소 자넷 젠슨 박사는 이렇게 말한다.

"첫 번째 게놈 프로젝트의 목표는 인간의 DNA였습니다. 지금하 고 있는 두 번째 게놈 프로젝트의 목표는 우리 몸에 있는 미생물 균 체의 모든 DNA를 분석하는 것입니다. 우리 몸은 인간 세포보다는 미생물 균체를 더 많이 가지고 있습니다. 인간 세포보다 미생물 세 포가 10배는 많죠. 그 미생물들은 각각 자신만의 DNA, 즉 게놈을 가 지고 있습니다. 그 게놈은 인간에게 아주 중요한 기능을 하죠. 그래 서 제2의 게놈이라고 불리는 겁니다."

자넷 젠슨 박사의 이 말은 인체에서 미생물을 떼놓고는 말이 안되 더라는 것으로 종합할 수 있다.

2. 세균이 정말로 모두 다 나쁜가?

인체는 자기 자신이 아닌 모든 물질들을 영양물질로 섭취하거나 필요 없는 것은 배제를 하면서 살아간다.

현대의학은 세균이 발견되고부터 질환의 가운데에 있는 세균을 멸균시키는 방법을 찾으면서 비약적으로 발달되었다. 세균 박멸의 역사가 오래되면서 점점 세균을 없앤다는 것이 그리 만만치 않다는 것이 증명되기 시작했고 또 세균이 모두 다 나쁜 것만은 아니라는 사실을 깨닫기 시작했다.

미국 아이다호 대학의 연구자들은 정상적인 모유 속에서 무려 600여 종의 세균과 함께 아기는 소화시키지 못하는 올리고당이 들어있음을 확인했다고 한다. 왜 모유에 세균뿐만 아니고 세균들의 먹이까지 같이 포함되어 있는가는 시사하는 점이 많다.

20세기의 의학은 세균은 박멸의 대상이었지 공조를 하고 있다고는 생각도 하지 못했는데 최근에 와서 세균이 인체에 어떤 의미가 있는가를 연구하고 있는 곳이 많이 생겼다.

예를 들자면 인체가 섭취할 수 없는 셀룰로우스를 초식동물의 소화관에서는 장내 미생물의 능력에 힘입어 소화를 해낼 수 있게 되어 있다. 사람도 대장에서 몇 종류의 세균이 분해를 하기는 하는데 소나 말 같은 초식동물에 비하면 효율은 많이 떨어진다. 대신 덜 소화된 섬유소가 장내를 지나오면서 장내를 청소하는 의미는 있다.

섬유소뿐만 아니라 장내의 소화에 미생물이 관여하는 증거는 참으로 많다.

우리가 다른 나라를 여행 갔을 때 그 나라의 음식물이 소화가 잘 안 되고 힘들어하는 이유가 장내에 있는 유산균이 그 나라의 음식과 맞지 않아서라는 설도 있다. 이와 같이 미생물이 인체에 미치는 영향에 관한 연구도 많아지면서 만성 질환들이 공생하는 생물들과 관련이 깊음을 확인해주는 증거들이 점점 나오고 있더니, 결국 인간들도 유산균이라는 이름으로 장내 미생물을 보충하고 먹여 살리는 제품들을 만들기 시작했다.

심지어는 비만과 당뇨에서부터 심장병, 천식과 다발성경화증, 자폐증 같은 신경질환까지 미생물들이 상당한 역할을 하고 있을 것 같다는 이야기조차 나오고 있다.

3. 정상세균총(normal flora)

정상세균총이란 우리 몸에서 정상적인 피부와 점막에 서식하는 세균총, 즉 세균집단을 이야기하는 것으로 마치 식물이 기후나 지역, 고도에 따라 특정한 군락을 형성하는 모양을 연상시킨다고 해서 정상세균총normal flora이라 이름을 붙였다.

다양한 정상세균총들은 출생 직후부터 죽을 때까지 모든 인간의 피부 및 점막을 점령하고 있다. 이 정상세균총은 신체에 큰 이상이 없는 한 개인의 생활에서 특정한 기간 동안 다양한 신체 부위를 특정한 세균총이 채운다. 우리 몸의 정상세균총은 인체와의 상관관계로 파악을 해 보면 크게 세 가지로 볼 수 있다.

첫째는 그냥 무해무득하다. 아무런 위해나 이익을 유발하지 않고 다만 호스트를 장기간 수용해서 같이 가는 경우이다.

둘째는 우리 몸에 도움을 준다. 병원균보다 더 잘 적응해서 자리를 잡거나 숙주가 사용할 수 있는 영양소를 생산함으로서 숙주를 도울 수 있다.

셋째는 숙주를 해칠 수도 있다. 치아의 부식이나 농양같은 예처럼 결국은 감염이 일어나 숙주를 해롭게 할 수도 있다. 이것은 보통 방호벽에 구멍이 나거나 점막에 문제가 생겼을 때 기회감염으로 많이 생긴다.

우리의 방호벽이 굳건할 때는 이 정상세균총은 무해무득한 상태로 같이 갈 수 있지만 우리의 피로가 누적되거나, 상처를 입거나, 기타의 이유로 방호벽이 뚫어지면 정상세균총이 더 이상 정상세균총이 되지 않을 수도 있다.

우리 몸의 방호벽이 굳건하다는 전제하에 정상세균총의 역할을 요약해 보면 아래와 같다.

(1) 다른 병원균의 침입을 막는다

체내로 침입하는 외부 병원균의 번식을 막는다. 이는 병원성이 강한 세균이 침입했을 때 그 병원체보다 더 우리 몸에 적응을 잘해서 병원체가 번성하지 못하도록 한다.

(2) 우리 몸에 필요한 비타민을 위시한 영양소를 합성한다

장내세균腸內細菌은 비타민K와 비타민B12를 합성하고, 그중에 특히 유산균은 티아민·리보플라빈·피리독신 등의 비타민B 그룹을 만든다.

(3) 우리 몸의 배리어를 끊임없이 자극하여 항병력을 높인다

장내의 면역에 관여하는 임파조직의 생성을 자극한다. 자체가 항원이 되어 항체 생성에 용이하도록 하여 자연적인 면역이 생기도록 도와준다.

연구에 의하면 무균동물을 실험한 결과 무균상태가 수명을 늘려는 주지만 감염에는 많이 취약해지기 때문에 이 정상세균총이 병원체로부터 숙주를 보호해주어서 감염의 문턱을 올리는 효과가 있다는 결과가 나왔다.

실험실에서 스트렙토마이신을 이용해 정상균을 줄이고 동물에게 스트렙토마이신 내성 살모넬라균에 감염시켰다. 대개 일반 동물에서는 위장의 감염을 일으키기 위해서는 약 106개의 미생물이 필요했지만, 정상세균총이 없어진 스트렙토마이신 치료 동물에서는 감염증을 일으키기에는 10개 미만의 미생물이 필요했다. 더 놀라운 것은 정상세균총이 산생하는 발효산물(아세트산, 낙산)이 위장관 내의 살모넬라 증식을 저해하는 것이 시사되었다.

우리 몸은 또 이 정상세균총을 위하여 환경을 조정하여 새로 들이닥치는 병원체보다 더 번식하기 좋도록 모든 배려를 한다. 이는 조선의 국경정책을 떠올리게 한다. 조선시대에 국경에 여진족을 적당히 억압도 하고 식량도 대주고 하면서 국경 주변에서 세력이 아주 커지지는 못하게 하면서도 떠나지 못하게 하는 정책과 비슷하다.

4. 피부와 호흡기의 정상세균총

정상세균총이 늘 우리한테 이롭기만 한 것은 아니다. 이는 무균상태의 동물실험에서 알려진 것인데 무균의 상태를 그대로 유지해주면 일반 동물들보다 수명이 긴 것으로 봐서 정상세균총도 유지하는 데 상당한 부담이 있다는 것을 시사한다.

다만 실험실이 아닌 세균들이 존재하는 현실에서는 무균동물과의 수명 비교는 거의 무의미할 정도로 감염 방어력에서 차이가 난다.

피부는 세상의 환경으로 비교를 하자면 팔뚝은 사막, 두피는 시원한 숲, 겨드랑이는 열대 숲 등으로 비교되는 다양한 국소 환경을 가지고 있으며 이 피부 환경의 특성에 따라 정상균총 역시도 특화되어 구분된다.

크게 겨드랑이, 회음부, 발가락 사이와 손, 얼굴, 몸통 그리고 상완과 다리의 세 가지로 부위를 나누어 볼 수 있다. 단순히 세균의 양만을 볼 때는 아무래도 가려져 있는 곳이 덜 가려진 부위보다는 미생물이 더 많다. 그 이유는 수분과 체온, 그리고 피부 표면의 지질의 농도 등의 환경이 좀 더 세균에 유리하기 때문이다. 이것은 세균의 종류에도 영향을 미치는데 예를 들면 비강, 겨드랑이, 회음부, 발가락 부위는 피부의 건조한 다른 부위보다는 눅눅한 곳에 서식이 유리한 그램 음성 세균에 의해 점령될 때가 많다.

피부에 있는 박테리아의 수는 비교적 일정하게 유지되지만 생활환경이나 피부의 노출 정도, 체질의 특성에 따른 피부의 차이 등에 따라 박테리아의 생존과 군락의 정도가 결정된다.

대부분의 미생물은 각질층의 표면과 모낭의 상부에 살지만 일부 박테리아는 모낭의 더 깊은 곳에 서식하여 일반적인 소독절차로는 제거가 되지 않는 위치에 살고 있는데, 이 박테리아는 표면 박테리아가 어떤 이유로 제거된 후 다시 자리 잡기 위한 피난처 또는 저장소의 역할을 한다.

인두와 기관지는 주로 일반적인 구강에서 발견되는 박테리아와 비슷하지만 기타 혐기성 박테리아도 자주 보고되는데 이곳은 병원균에 의한 초기 군락지이며 병원균의 첫 번째 공격 영역이라 끊임없는 공격을 받고 있다. 이와 대조적으로 세기관지와 폐포로 대표되는 하부 호흡기는 기관지의 구조상 박테리아 크기의 입자가 쉽게 도달하지 못하기 때문에 대개 무균상태이며 만약 여기에 도착했다 하더라도 폐포대식세포alveolar macrophages 같은 숙주의 방어메커니즘을 만나게 되어 있다.

호흡기와 피부에서 가장 중요한 정상세균총을 참고적으로 몇 가지 정리한다면 아래와 같다.

상피 포도상 구균Staphylococcus epidermidis은 피부의 주요 거주자로 일부 지역에서는 상주하는 정상세균총 중 90% 이상을 차지한다.

황색 포도상 구균Staphylococcus aureus은 코와 회음부가 정상 성인의 10%에서 40% 이상 존재하는 가장 흔한 장소인데 외음부 피부에는 67% 가까이 널리 퍼져 있다.

그램 음성 박테리아Gram-Negative Bacilli는 피부 세균총에서는 의외로 작은 부분을 차지한다. 그들의 내장과 자연환경에서의 어마어마한 숫자를 볼 때, 피부에는 거의 없다고 봐야 한다. 그것들은 발가락 사이나 겨드랑이와 같은 습기 있는 곳에서 볼 수 있고, 건조한 피부에서는 볼 수 없다.

비강에서 존재하는 그램 음성 박테리아의 군집 크기는 나이에 따라 달라지며, 신생아가 더 크고 성인은 더 작다. 이는 나이가 들수록 건조해지는 것과 유관할 것이다. 아토피 등 특정 피부 질환 환자의 피부에는 극히 흔하게 발견되지만(80~100%) 이 발견의 이유는 아직 불분명하다.

스트렙토콕시Streptococci, 특히 β-용혈성연쇄구균ß-hemolytic streptococci은 정상 피부에서는 거의 볼 수 없다. 그 이유는 아마도 피부에 지질이 존재하기 때문이며, 이러한 지질은 연쇄구균에 치명적이기 때문이다. α-용혈성스트렙토콕시와 같은 다른 그룹은 주로 입 안에 존재하며, 드물지만 피부에도 퍼질 수 있다.

05. 바이러스란?

바이러스는 독특한 존재이다. 흔히 우리가 말하길 생명의 가장 기본단위라고 하는 세포 한 개로만 이루어진 박테리아나 세균같은 것들은 그래도 생명체의 영역에 들어간다. 이는 한 개체로도 환경에 적응해서 살아갈 수가 있기 때문이다.

그런데 바이러스는 생명체라고 할 수 있는 기본적인 세포를 구성하는 구조나 성분이 없다. 몸을 움직일 수 있는 기관도 없다. 오직 핵산이라 부르는 유전물질인 DNA 혹은 RNA의 작은 조각과 이를 둘러싼 캡시드라고 하는 단백질 껍질로 이루어져 있을 뿐이다. 그래서 다른 세포 내에 들어가서 살지를 못하면 증식이나 복제같은 생명체가 할 수 있는 기능을 할 수 없기 때문에 숙주를 찾지 못한 바이러스는 무생물 같은 특징도 있다. 이렇게 무생물적인 상태에서는 내구성도 좋고 내온성도 좋아서 짖이겨도 견뎌내며 90℃의 고온에서 견디는 종도 있다.

즉, 스스로 움직이거나 음식을 먹어 에너지를 얻는 생명 활동을 하지 않기 때문에 생명체라 부르기 어렵지만 이 바이러스가 우연히 (?) 다른 생명체(숙주라 부름)에 들어가면 그 생명체의 세포에 스며들어 그 세포를 이용해 자신을 복제하여 자기와 똑같은 2세대 바이러스비리온를 만든다.

그렇게 자손을 만든다는 점에서 생명체의 특징도 가지고 있다. 생물과 무생물의 중간쯤 되는 존재, 혹은 생물도 무생물도 아닌 존재인 셈이다. 그 구조가 워낙 단순하기에 당연히 그 크기가 세포 1개로 이루어진 박테리아의 수십 수백 분의 일 밖에 안 되어 일반 현미경으로는 관찰이 안 된다. 그래서 인류는 오랫동안 그 존재조차도 몰랐고 광학현미경이 나왔을 때도 전혀 짐작조차 못하고 다만 뭔지는 모르지만 병을 일으키는 존재였기에 라틴어로 '독'이라는 뜻의 바이러스virus라는 이름을 붙여서 불렀다. 전자현미경이 나오고 나서야 바이러스의 모양을 잘 볼 수 있게 되었다.

바이러스는 담배모자이크병을 일으키는 추출액에서 결정화된 바이러스를 최초로 얻을 수 있었으며 전자현미경이 나오면서 정상적인 세포 단위의 생물이 아니라는 것이 확인되었다. 현재는 구조나 종 공격대상 등의 차이를 이용한 다양한 분류법으로 분류되고 있는데 조사를 할수록 바이러스가 원인인 질병이 의외로 흔하게 또 숫자도 상당하다는 것을 알게 되었다. 동물은 바이러스 감염에 대해서 여러 가지 방법으로 대항하는 반응을 하게 되는데 발열이 일반적인 반응이다. 이것의 유리한 점은 바이러스가 숙주의 정상체온보다 약간 높은 온도에서는 활동성이 저하된다.

바이러스는 점막에서 많이 걸리는데 점막에서는 IgA의 주도로 보체계나 염증반응 등 전신적 면역기전을 발동시키지 않은 채 바이러스와 결합하여 바이러스로 하여금 점막에 부착하거나 상피세포 내에서 방출시키는 기전이 밝혀져 있다.

특히 바이러스에 대한 항체는 일반 단백질 항체보다 더 빨리 형성하고 비교적 높은 역가의 항체가 형성되고 더 오랫동안 지속시키는 것이 일반적인데 따로 면역보강제의 투여 없이도 효과적으로 생산되는 것으로 보아 인체의 진화는 바이러스에 대단한 주의를 기울이는 방향으로 되어 있는 것을 알 수 있다.

일반적으로 바이러스 감염은 바이러스가 숙주세포에서 휴면상태로 있는 경우, 숙주세포가 죽는 경우, 세포 분열하도록 숙주를 자극하는 경우, 세포를 엄청나게 분열하게 하여 비정상적인 형태의 성장을 일으키고 암세포가 되는 경우 등 크게 네 가지로 나타난다.

인체가 바이러스에 비상한 주의를 기울이듯이 바이러스도 인체의 방어기제防禦機制, defence mechanism를 속이는 진화를 해온 결과 서로 간에 절묘하게 타협을 해왔는데 바이러스도 생존을 위해서는 숙주가 죽는 것을 원치 않기 때문에 바이러스 질환 초기에는 사망률이 높을 수 있지만 시간이 지날수록 숙주를 죽이지도 않으면서 자기들도 살아가는 방법을 찾게 되어 있다.

인체 내의 바이러스의 전략 중 대표적인 것이 면역계에서 중요한 활동을 하는 보체계와 림파구, 대식세포 등의 기전을 속여서 자연스럽게 숙주 내에서 생존하는 것이다. 노화나 피로, 질병 등으로 숙주에 환경변화가 생기게 되면 바이러스가 증식 복제 등의 활동을 시작하여 여기에 대한 면역반응이 나타나게 된다.

대표적인 것이 대상포진이나 헤르페스바이러스, 코로나바이러스 등이며 노화가 진행됨에 따라 바이러스로 인한 종양 등이 많이 발생하게 되는 이유이기도 하다. 그래서 이런 질환에는 환자의 저항력을 키워주는 치료를 하면 자연스럽게 회복되기도 한다.

바이러스는 인체와 꼭 적대적이기만 한 것도 아니다.

우리나라 같으면 할머니나 엄마의 침으로 전염이 되는 전 세계 성인의 95%가 가지고 있는 앱스타인-바 바이러스Epstein-Barr virus의 경우에는 청년기에 감염이 되게 되면 높은 확률로 다발성경화증에 걸리게 된다. 이 다발성경화증은 신경세포의 축삭을 둘러싸고 있는 수초가 벗겨져서 결국은 신경세포가 죽게 되는 무서운 병이다. 만 2세 이전에 감염되면 모성면역과 교대하여 유아의 면역력을 증가시켜서 알레르기나 유아의 감염성 질환에 잘 저항할 수 있도록 도움을 주는 친구 바이러스인데 바이러스가 면역에서의 역할이 어떠한지 다시금 생각할 수 있도록 한다.

바이러스질환의 예방에는 백신이 있으며 치료에는 항체와 항바이러스제가 있다. 인체의 바이러스의 면역방어체제는 바이러스가 퇴치된 후에도 오랫동안 몸을 순환하면서 바이러스의 재감염을 방지한다. 이러한 장기면역은 바이러스성 질병에 대한 백신의 이론적 기본이 된다. 이 백신은 병을 이미 앓고 있는 사람한테는 의미가 없지만 예방적인 차원에서는 전쟁예방에 민방위훈련을 하듯이 유의미하다. 다만 건강하지 않은 자는 백신같은 작은 자극도 치명적일 수가 있기 때문에 주의는 필요하다.

한편 이번 코로나19에서 처음으로 인류가 바이러스와의 전쟁에서 몸으로 때우지 않고 백신이라는 과학기술로 대항을 하는 원년이 되

바이러스 및 감염 질병		
종양 바이러스		DNA바이러스: B형 간염바이러스(간세포암), 파필로마바이러스(자궁경부암.항문암.음경암.외음부암.질암.구인두암). 카포시 육종 관련 허피스바이러스(카포시·육종), 엡스타인바바이러스(비인두암종, 버킷림프종, 호치킨림프종, 모낭수지상세포육종, 림프절회 NK/T-세포림프종. 비강 형태) 메르켈세포 폴리오마바이러스(메르켈·세포암) RNA바이러스: C형 간염바이러스(가네포암, 비장변연부림프종) 사람T세포림프친화바이러스1형(성인 T세포백혈병)
면역질환		인간면역결핍바이러스(AIDS 후천성 면역결핍증후군)
중추신경계 질환	뇌 염 / 수막염	DNA바이러스: 사람 폴리오바이러스(진행성 다초점 백질뇌병증) RNA바이러스: 홍역모빌리바이러스(아급성 경화성 범뇌염) 림프구성 맥락수막염바이러스(림프구성 맥락수막염), 아르보바이러스성뇌염, 오르토믹소바이러스(추정) (기면성뇌염) 광견병 바이러스(광견병), 잔디푸라 수포성바이러스, 헤르페스바이러스수막염, 람세이헌트증후군2형
	척수염	폴리오바이러스(소아마비, 후소아마비증후군), 사람T세포림프친화바이러스1형(열대성 경련성 마비)
	눈	거대세포바이러스(거대세포바이러스 망막염), 단순포진바이러스(단순포진 각막염)
심혈관계 질환		콕사키바이러스 B형(심낭염, 심근염)
호흡계통/ 급 성 바 이 러 스 성 비 인두염/바 이 러 스 성 폐렴	DNA 바이러스	엡스타인·바 바이러스(엡스타인·바 바이러스/감염성 단핵구증) 거대세포 바이러스
	RNA 바이러스	코로나바이러스: SAR-CoV(중증급성호흡기증후군), 중동호흡기증후군, 코로나바이러스(중동호흡기증후군) SARS-CoV-2(COVID-19), 오르토믹소바이러스: 인플루엔자바이러스 A형/B형/C형/D형(인플루엔자/조류인플루엔자) 파라믹소바이러스: 사람 파라인플루엔자바이러스(사람 파라인플루엔자), 호흡기세포융합바이러스, 사람 메타뉴모바이러스
인체 소화계통	인두/ 식도	볼거리바이러스(볼거리), 거대세포바이러스(거대세포식도염)
	장염/ 설사	DNA바이러스: 아데노바이러스(아데노바이러스감염증) RNA바이러스: 로타바이러스. 노로바이러스. 아스트로바이러스. 코로나바이러스
	간염	DNA바이러스: B형간염바이러스 RNA바이러스: 콕사키바이러스B형, A형간염바이러스, C형간염바이러스, D형간염바이러스, E형간염바이러스, G형간염바이러스
	췌장염	콕사키바이러스B형
비뇨생식계 질환		BK바이러스, 유행성이하선염바이러스(볼거리)

[바이러스성 질환]

었는데 천문학적인 비용은 차치하고 졸속으로 만들어진 백신이라 앞으로 어떤 부작용이 있을지에 대해서도 상당히 우려스럽다.

백신은 천연두나 소아마비같은 DNA바이러스처럼 변이가 일어나지 않는 바이러스와 에볼라(당시 치명률 60%)같은 아주 치명적인 바이러스에는 최선일 수도 있겠지만 작금의 코로나19같이 치명률이 1.8%(2021년 4월 자료)밖에 안 되는 경우에는 좀 과한 듯하다. RNA바이러스는 특성상 변이가 심하고 또 단백질 변이를 쉽게 일으킬 수 있기 때문에 백신이 초래할 수 있는 인체의 면역기능이나 단백질 합성의 변이에 대해서는 아직 연구와 검증이 되어있지 않다.

항체요법은 이미 앓고 있는 사람한테 증세가 심각해지기 전에 쓰는 것으로 이번 코로나19에서도 그 효과가 입증이 되었지만 기저질환이 있는 사람에게는 쓰기가 힘든 것이 한계이다. 게다가 사스-코로나 같은 경우에는 항체농도가 일정량이 되지 않으면 오히려 심각하게 증세를 악화시킬 수 있는 경우가 있었다는 것이 연구결과에서 밝혀졌다.

항바이러스제는 바이러스의 작용을 약화내지는 없애는 약품인데 바이러스의 증식을 억제하는 작용을 가진 것이 일반적이라 숙주 세포 내에 잠복하여 동화되어 있는 바이러스에는 효과가 없다.

항바이러스제는 크게 두 가지로 볼 수 있는데 바이러스의 숙주부착이나 침투를 억제해 바이러스 증식의 초기단계를 저해하는 약제로 대표적인 것이 에이즈 치료제가 있다. 또 증식을 막는 것이 있는데 이는 바이러스가 장악한 숙주세포의 단백질 합성 과정의 여러 효소의 생성을 저해하는 약품을 쓰는데 대부분의 항바이러스제들이 이에 속한다.

항바이러스제라는 바이러스 치료제는 우리 몸의 세포를 파괴하면서 바이러스를 제거하기 때문에 에이즈나 간염과 같이 우리 생명에 위협을 주는 심각한 병에만 제한적으로 사용한다. 그래서 이 코로나19에 대해서도 사람이 스스로 면역물질을 방출하여 잘 싸우거나, 바이러스가 물러날 때까지 지치지 않고 잘 견디도록 수분도 공급하고, 열도 내려주고, 영양분도 공급하고, 잘 쉬도록 돕는 간접 치료를 한다.

다만 이번 코로나19의 경우 2019년 발생 초기에 병세의 발전 상황을 예측하기가 어려워 간접 치료에 더해 에이즈 치료에 사용하는 항바이러스제 치료까지 병행했다고 하는데 바이러스 치료제의 치료기전상의 위험성을 볼 때 일상적인 치료법으로는 선택하기 쉽지 않을 것이다.

치료의 전 과정을 살펴볼 때 아직까지는 치명률이 높지 않은 바이러스에 대항하는 방법은 자체의 면역기전으로 효율적으로 견딜 수 있게 간접적인 치료를 해주는 방법이 최선이라 볼 수 있으며 병세가 심각해진 환자들한테나 항바이러스제를 고려하는 것이 일반적이다.

바이러스 질환이 아주 악화되는 과정은 속칭 '사이토카인폭풍 cytokine storm'이라고 하는 면역기전의 과도한 항진을 일컬을 때가 많은데 이러한 과정을 겪으면 회복이 된다하더라도 인체의 면역기전이나 생리기전은 엄청난 부담을 안게 되고 후유증 역시 남게 된다. 이것은 백신이나 항바이러스제로 대표되는 바이러스치료제 역시 과용하게 되면 같은 이유로 세포 내 단백질 합성에 혼란을 초래할 수 있고 이 세포 내 단백질 합성의 혼란은 후에 어떤 질환을 초래하게 될지 아무도 모른다. 다만 세포 내의 단백질의 생성이 온몸의 조직을 만든다고 볼 때 상상하기도 싫은 질환까지도 가능할 수 있다.

바이러스에 대항하는 방법도 결국은 자체의 건강한 면역기능에 맡길 수밖에 없다. 만약에 면역기능을 정상적으로 활동시킬 수 없는 건강상태면 정상적으로 체내에 존재하는 세균이나 바이러스조차 어느새 나의 적군이 될 수가 있기 때문에 이런 사람들은 평생 최선을 다해서 피하는 수밖에 없다. 이런 점으로 볼 때 획기적인 방법이 나오기 전인 현재 결국 면역기능의 건강을 유지하는 것이 최선이다. 그나마 다행스러운 것은 바이러스질환이 팬데믹하게 3년 이상 지속된 역사는 없다. 역사적으로 악명이 높았던 스페인독감만 하더라도 2년째는 눈에 띄게 사그러지고 이후 근 백 년간은 산발적으로 나타나면서 더 이상의 위협이 되지 못했다. 이는 몸으로 그냥 때웠을 때의 이야기이고 현재는 인류가 백신으로 대항을 하고 있는데, 특히 이번에 처음 나온 mRNA백신은 메모리세포만 속이는 것이라 앞으로 어떤 결과가 나올지 알 수가 없다.

이 같은 정황으로 보건데 획기적인 방법이 나오기 전인 현재는 결국 인체의 면역기능에 의존할 수밖에 없으며 백신이나 무한정하게 피하기만 하는 방역이 방법이 될 수가 없다. 이번 코로나19 같은 경우에는 다행히도 통계적으로 본다면 50대 이하는 중환자가 되는 경우가 적고 사망자도 거의 없다. 면역기능이 떨어지거나 기저질환자는 스스로 감당하기가 쉽지 않기 때문에 어쩔 수가 없지만 그 외의 건강한 사람들은 적절한 관리하에 바이러스와 직접 몸싸움을 하는 것이 최선이라 생각한다.

제4장

미세먼지에 대한
현명한 대처법

앞으로 점점 맑은 공기 보기는 쉽지 않은 시절이 되어 간다. 이번 코로나19로 인해서 중국의 미세먼지가 우리나라에 미치는 영향이 절대적이라는 사실을 피부로 느끼게 되었다.

2020년은 미세먼지를 피하고 코로나19를 피하다 보니 온 국민들 끼리도 서로서로 피해 다니는 시절이 되었다. 코로나 방역으로 점차 늘어가는 배달 식품과 포장재, 늘어가는 자동차 등으로 우리나라에서 생기는 미세먼지나 환경오염도 점점 심해지고 있다. 한때는 환경 때문에 비닐 덜 쓰기 운동을 펼쳤었는데 그것이 다 뒷전이 되었다.

가장 우려스러운 것은 아이들이다. 아이들은 우리의 미래인데 그 미래에다 마스크를 씌우고 고립을 가르치는 것을 볼 때 이대로 가다간 우리나라의 미래가 망가지는 것은 아닌가 하는 생각까지 든다.

이 단원에서는 미세먼지 등이 인체에 미치는 영향을 단계별로 차단하고 건강을 유지하는 방법을 제시했다.

01. 미세먼지 저항력에 대한 체크포인트

1. 인체의 대비책에 영향을 미치는 것들

여기서는 미세먼지가 제일 먼저 접하는 방호벽인 피부와 호흡기 그리고 노출된 점막의 건강에 영향을 미치는 여러 요인들에 대하여 간단히 설명하고자 한다. 그 외에도 유전적인 소인이나 특별한 환경 등이 있겠지만 너무나 광범위하니 가장 중요하고도 실생활에서 접할 수 있는 요인들 중 중요하다고 생각하는 몇 가지만 추려서 간단히 언급했다.

2. 방호벽에 영향을 미치는 것들

몸을 외부환경으로부터 지키는 방호벽은 피부와 점막으로 크게 볼 수 있다. 즉 우리나라로 보면 철책선이 국경선이지만 인체는 피부와 점막이 국경선이다.

모든 곳이 상피조직이기는 하지만 모양상 각질이 첫 방호벽인 곳과 점막이 분비되어 있는 상피조직이 첫 방호벽인 두 가지가 있다.

각질로 된 곳은 우리 몸에서 젖어있지 않은 거의 모든 곳이 해당된다.

인체에서 점막이 분비되어 있는 곳은 상기도와 폐포까지는 점막이 둘러싸고 있으며, 구강부터 항문까지의 내장 전체와 그 외 모든 관은 다 점막이 둘러싸고 있다. 이 두 조직 공히 다 상피세포에서 비롯되었는데 이것이 방호벽이다.

당연하게도 이 방호벽에는 상처나 흠집이 있으면 방호에 취약해진다. 상처에는 여러 가지 외상도 있을 수 있지만 질병도 상당수 있다. 대표적인 것이 아토피, 주부 습진, 건선, 모낭염 등의 피부병이 모두 해당되며, 점막에는 염증과 만성설사, 열상, 만성기침이나 수분 부족들이 모두 해당될 수 있다. 특히 우리나라는 때를 미는 문화가 있는데 때라는 것이 탈락된 각질인만큼 적당히 밀면 좋지만 세게 빡빡미는 것은 각질층을 상하게 할 수 있으며 심하면 기저층에 손상을 입을 수 있으니 적당히 하는 것이 좋다. 또 각질의 시멘트가 지질인 만큼 지질을 분해시킬 수 있는 비누나 계면활성제같은 것의 남용은 각질의 시멘트 층으로 된 피부 방호벽을 상할 수 있다.

방호벽에는 중요한 우군들이 또 있는데 그것이 바로 정상세균총 Normal Flora이라고 하는 정상세균들이다.

우리가 익숙하게 알고 있는 대장균도 알고보면 대장 내에 있는 정상세균총에 해당된다. 피부에도 각종 수많은 세균들이 살고 있는데 이들이 건강한 생체의 상태에서는 모두 우군이다. 이런 우리 몸에 해를 별로 끼치지 않는 균들이 방호벽에 광범위하게 자리를 잡고 있어서 병원성이 강한 침입균들이 이들 때문에 침입해 오기가 용이하지 않게 된다.

이는 마치 러시아워 때 도로를 빨리 뚫고 나가려면 수많은 차량과 경쟁을 해야 하는 모습과 같다. 그래서 위생을 중요시한다고 너무 깨끗하게 씻거나 살균제를 너무 많이 쓰거나 하는 방법으로 무균상태로 유지하면 오히려 병원성이 높은 균들에게 뻥 뚫린 고속도로 같은 감염의 기회를 주는 것이 될 수도 있다.

항생제의 꾸준한 처방 같은 것은 내장에 있는 우군들에 치명적일 수 있으며 피부의 경우에는 샤워나 목욕 등, 씻을 때 너무 강한 항균비누나 계면활성제가 많이 들어간 종류로 잦은 세척을 하는 것은 오히려 별로 좋지 않다. 이것은 여성들의 질 세정제에도 똑같은 논리로 너무 자주 씻어내는 것은 결코 바람직하지 못한 것과 같다.

항균비누나 항생물질로 자주 씻을 경우 정상적으로 우리한테 우군인 박테리아는 죽고 이 비누에 저항력을 가진 박테리아, 즉 슈퍼박테리아 같은 균들이 점점 세력을 확장하게 될 것이다.

또 하나 중요한 것이 있다. 피부에는 햇볕이 참으로 중요하다. 햇볕은 피부 아래에서 비타민D를 합성한다. 다들 비타민D가 칼슘 흡수를 도와서 뼈를 단단하게 하는 만큼 구루병하고만 연관을 짓는데 비타민D가 항암비타민 또는 면역비타민이라는 별명을 또 가지고 있는 것처럼 암이나 당뇨 등의 질병의 저항력에 지대한 공헌을 한다.

또 햇볕은 불면증이나 우울증 완화에도 좋은데 이는 낮에 햇볕을 많이 쬐면 수면을 유도하는 멜라토닌이 왕성하게 분비되고 뇌의 행복 호르몬인 세로토닌도 많이 생성된다. 너무 강력한 햇볕을 오랫동안 많이 쬐는 것은 좋지 않지만, 하루 종일 햇볕 아래에 있어야 하는 일을 하는 사람이 아닌 한 기분 좋게 적당히 쬐는 것은 전혀 지장이 없으니 따뜻한 햇살을 맘껏 즐기길 바란다.

3. 호흡기에 영향을 미치는 것들 -온도·습도·피로

호흡기는 피로와 온도, 습도에 영향을 많이 받는다. 이것은 호흡기의 주 방호벽인 점막의 특성과 연관이 있다.

인체는 온도가 올라가면 호흡으로 열 배출을 많이 하게 되는데 이 과정에서 기관지점막에도 증발이 많이 일어나게 되어 인후는 건조해지며 점막은 점점 더 얇어지게 된다. 점막이 얇어지면 점차 방호벽의 기능이 줄게 되면서 가벼운 자극에도 손상을 입을 수가 있다. 심하게 되면 서서히 호흡기 전반의 탈수증세가 나타나면서 목의 건조감이나 갈증, 심하게 되면 점조한 가래나 인후통, 마른기침, 출혈 등의 증세가 나타나는데 오래되지 않은 것은 수분의 보충만으로도 충분하지만 만성이 된 것은 치료가 필요하다.

피로는 만병의 근원이라고 한다. 밤을 새거나, 일이나 운동이 과하거나, 통증이나 불안, 공포, 싫증 등으로 인해서 피로가 쌓여서 회복이 되지 않으면 방호력과 면역력뿐만 아니고 전신적인 기능이 떨어지게 된다. 근육을 많이 사용한 육체적인 피로와 감정 소모 등으로 인한 정신적인 피로는 서로 다르지만 시간이 지나면 비슷한 결과를 낳게 되며 요즈음은 흔히들 스트레스라고 표현한다.

사람이 보통 인생의 1/3에서 1/4은 잠을 자게 되어 있는 것도 쉬면서 하루를 생활하면서 쌓인 피로, 즉 스트레스를 해결하고 소모된 에너지의 재분배를 하며 뇌 같은 곳은 하루 종일 획득한 정보의 재정립 등을 한다. 잠을 자는 것은 단순히 피로만 해결하는 것이 아니고 신체의 또 다른 활동이기 때문에 건강한 사람이나 건강하지 않은 사람이나 다 필수적이다. 과거에 가장 혹독한 고문 중에 하나가 잠을 자지 못하게 하는 것이 있는 것도 피로회복과 몸의 재정립에 잠의 필수성을 이용을 한 고문이었다.

수면시간은 개인적인 차이가 있지만 과도한 정신의 소모나 너무 과한 피로 등이 있으면 잠이 들기 힘들 수도 있는데 자기 전에 가벼운 운동으로 몸을 좀 풀어주고 온수욕을 하면 많이 좋아질 수가 있다. 피로는 특별히 호흡기에만 영향을 미치는 것은 아니고 몸 전신의 생리나 병리 등에도 영향을 미칠 뿐만 아니라 외부의 방벽인 점액 분비의 감소가 현저해서 호흡기의 방어력이나 면역력에 미치는 영향이 상당하다.

인체는 수분이 70% 정도 차지하는데 나이별로 차이가 많아 아이들은 90%까지 수분이며 노인들은 50% 이하이기도 하다.

피부나 점막 등은 체내의 수분 손실을 막는 것도 큰 기능 중의 하나이다. 예를 들면 화상을 입어서 피부가 많이 손상당한 사람은 그 부위에서 넘쳐나는 수분을 감당하기가 힘들 정도이다. 화상의 범위가 넓으면 넓을수록 탈수를 막는 것이 치료의 주안점이 될 정도이다.

실내공기가 건조하면 호흡기의 점액이 건조하기가 쉬워지는데 한의에서도 폐오조肺惡燥라고 해서 건조한 것이 폐에 해를 끼친다고 보기 때문에 폐를 도와주는 한약의 구성을 살펴보면 진액을 도와주는 약들이 많다.

그렇다고 진액만 가득 차서 점액이 넘쳐나면서 막히는 것 역시 문제가 된다. 비염이나 축농증, 기관지염의 주 증상들은 호흡기에 진액이 꽉 차서 막혀있는 것이다. 호흡기는 진액이 충실하면서도 소통이 잘되어야 하는 것이 중요하다.

피로나 가벼운 감기 등으로 호흡기의 소통 능력이 좀 떨어지는 상태에서 코가 막히고 객담이 많이 나온다면 땀을 좀 내면 거의 해결이 된다. 이것을 한의에서는 해기解肌라고 한다.

4. 음식문화의 변화

옛날과 비교해서 현대인들의 가정생활에서 가장 큰 변화는 음식물을 저장하는 방법에 관한 것이다. 발달된 운송수단과 달라진 기후로 인한 농작물의 변화도 무시할 수는 없지만, 그래도 아마 가장 큰 변화는 역시 냉장고일 것이다.

여름이면 수박이나 참외 등은 우물에 넣어놓고 시원하게 해서 먹고 또 얼음을 사와서 바늘로 깨서 그 얼음덩어리로 화채를 해먹던 기억이 어린 시절의 좋은 기억에 속한다. 여름에 어머니를 조르고 졸라야 한두 번 있었던 일이다.

현재는 그럴 일이 없다. 이제는 더 이상 가족들이 다 모여서 해 먹을 만큼 큰일에 속하지 않는다. 집집마다 냉장고와 김치냉장고가 없는 집이 없다. 또 수박 사는 것도 마트에 가면 너무나 쉽게 구할 수 있어서 수박을 사 와서 온 가족이 모인다는 것이 좀 머쓱하다. 그냥 수박을 잘라서 냉장고에 넣어놓으면 알아서 가져다 먹는 쪽이 되었다.

냉장고가 가정에 들어오고 난 뒤에는 먹거리에 많은 변화가 생겼다.

첫째, 찬 음식이 많아졌다.
둘째, 신선한 음식이 적어졌다.
셋째, 음식의 계절이 없어졌다.
넷째, 육류와 가공식품의 비중이 높아졌다.
다섯째, 먼 곳에서 온 음식들이 많아졌다.

몸의 모든 기능은 적정온도가 있는데 찬 음식들은 내장기능을 떨어뜨린다. 찬 음식이 입을 통해 식도로 내려갈 때 그 음식을 가능하면 데우려고 몸에서는 노력을 한다. 너무 많이 찰 경우는 장기를 보호하려고 혈액을 조절하기도 한다.

혈액의 조절기능을 가장 흔히 볼 수 있는 곳이 코이다. 아이스크림을 먹을 때의 코의 혈액의 흐름을 본다면 찬 아이스크림이 입에 들어가면 콧속에 있는 비갑개에 혈액이 응축되어 갑개가 커지게 된다. 이 과정에 콧속의 혈압이 뇌에 전달이 되어서 머리가 아프게 된다. 겨울에 갑자기 추운 곳에 나갔을 때 머리가 아프게 되는 것도 같은 이유이다. 찬 음식을 먹게 되면 구강과 식도가 찬기운에 움츠러들게 된다. 그렇게 되면 체하기도 쉽고 호흡기에 영향을 주면 콧물이나 재채기도 나기 쉽다.

또 성질이 차거나 온도가 찬 음식은 이러한 이유로 따뜻한 음식에 비하여 소화장애가 많을 수밖에 없다. 요리를 할 때 냉채는 다 향신료가 강하거나 맵거나 겨자를 같이 요리를 하게 되는데 그것이 맛이 있다고 느끼는 것도 다 이유가 있는 것이다. 같은 이유로 찬물도 벌컥벌컥 많이 마시는 것은 좋지 않다고 본다.

냉장고를 청소해 보면 언제 적 음식인지 모를 것들이 많이 있다. 어떤 것은 계절을 훌쩍 넘기기도 하고, 또 어떤 것은 해를 넘기기도 한다. 다들 집에서 쓰는 냉장고가 크다고 생각하는 사람들은 없을 것이다. 아무리 큰 냉장고도 조금 있으면 금방 냉장고가 꽉 차게 된다. 이는 냉장고에 넣어놓고 꺼내지 않는 음식들 때문이다.

이렇게 오래 재어놓은 음식들은 신선할 것이라 생각하면 안 된다. 냉장고 안에도 많은 세균들이 득실거리고 있다. 그로 인해서 서서히 그러나 확실히 점점 오염되어 간다.

요즈음은 농산물들도 보관창고가 있어서 계절이 없어졌다. 예전에는 효녀나 효자라야 신령님을 감동시켜서 얻을 수 있던 것들을 요즘은 너무도 쉽게 구할 수 있다.

보통 봄철에 나는 음식과 가을에 나는 음식은 성질이 좀 다르다. 우리 몸은 계절에 적응을 하기 때문에 봄에는 봄 음식이, 가을에는 가을 음식이 맛도 좋고 몸에도 필요한 것이므로 계절을 건너뛰어서 나타난 음식들은 몸에 좋을 일이 없다고 봐야 한다. 신선하다고 생각하더라도 이런 문제가 있는데 그것도 냉장고에서 묵혀서 나타난 것이면 그 품질도 장담을 못하는 것이라 몸에서 받아들이는 데 문제가 생기는 것은 불문가지이다.

너무 먼 곳에서 온 수입 음식도 약재면 모를까 음식은 가능하면 안 먹는 것이 좋다. 우리 풍토에 맞는 음식은 우리 몸에도 적응이 되어 부작용이 없지만, 전혀 다른 풍토에서 오는 음식이면 탈이 날 수도 있다. 해외여행을 가서 그곳의 특이한 음식을 먹고는 배탈이 나 본 경험이 다들 있을 것인데, 음식의 위생문제가 아니고 단순히 풍토가 문제일 경우도 많다.

과일의 경우가 많이 해당될 수 있는데 들여오는 과정이 냉장 상태인 것은 마찬가지고 다 익지도 않은 과일로 오는 것들도 많다. 이것은 현지에 가서 먹는 것과 우리나라에서 먹는 것과의 차이를 보면 얼마나 덜 된 음식을 먹는지 알 수 있으며, 덜 익은 과일은 소화에 적합하지 않을 뿐만 아니라 종류에 따라 소화에 많이 부담되는 것들도 있다.

우리나라는 미국과 달리 냉동고를 별로 쓰지 않는다. 이유는 동양인 특히 우리는 서양인들과 달리 채식위주의 식사를 해오던 민족이라 몸이 채식에 맞춰져있다. 육류와 가공식품은 냉동고에 보관하면 몇 달의 보관은 쉬운 편이라 당연히 식단에서도 육류나 가공식품의 등장이 빈번해질 수밖에 없다.

이런 모든 것들이 냉장고가 들어오면서 일어난 변화인데 당연히 앞으로는 지난세월의 병들과는 달라질 수밖에 없을 것이다. 이런 것들이 체질과 건강에 어떠한 영향을 미칠 것인지 정말로 궁금하다.

5. 약물의 오남용 -수면제, 혈압약, 당뇨약, 고지혈증약, 진통제, 혈관제제, 스테로이드제, 연고제

우리나라는 의료제도가 잘 되어 있어서 병원 문턱이 낮은 편이라 그런지 사람들이 병원하고 비교적 친하며 약물하고도 참 친하다. 노인들 중에는 처방된 약을 15가지 이상 복용하는 사람들도 많다. 단순히 잠이 안 온다고 수면제, 근육통이 있다고 진통제 등을 먹는다. 손가락을 벌레가 물었을 때 예전에는 침만 바르던 것이 이제는 전용 약제들도 등장할 정도이다.

아이들이 감기에 걸려서 기침만 하면 부모는 병원에 못 데려가서 안달이다. 심지어는 아이들이 좀 많이 설치거나 산만하다고 대뜸 정신과 약이 처방되는 경우도 많이 봤다. 가시에 찔려서 조금만 붓거나 통증이 있어도 항생제를 쓰는 경우는 다반사고 수많은 단순 연고제에 스테로이드 성분이 들어가 있는 것은 벌써 아는 사람들은 다 안다.

요즈음 항생제로 인한 피해가 심각한 것을 아는 사람들도 많아졌는데 아는 것과는 별개로 항생제를 남용하는 줄도 모르고 마구 쓰고 있는 것이 현실이다. 항생제를 위시한 약물의 남용이 면역기전이나 인체의 방호벽에 지대하게 영향을 주고 있는 것은 다들 생각도 못하고 있다.

　치료제 중에서 인체의 자율적인 시스템에 직접 개입하는 약은 거의 전부 철저한 관리가 필요하지만 실제로는 아무리 관리를 하더라도 인체의 기전을 저해할 수밖에 없다. 항생제나 항히스타민, 브라디키닌 등의 면역 계통의 약물은 그래도 양반에 속한다. 도파민이나 콜린 계통으로 대표되는 신경전달을 제어하는 약물의 피해는 이루 말할 수가 없다. 또 그 치료라는 것도 엄밀히 본다면 버티게 해주는 약물이지 치료의 개념은 전혀 아니다.

　보통 치료라고 한다면 병든 몸이 자발적이고도 독립적인 건강상태로 되돌리는 것이 치료이다. 즉 약이 필요 없는 상태까지 가는 것이 치료이다. 중년이 되면 거의가 먹고 있는 약 중에 혈압약과 고지혈증약이 있다. 둘 다 중풍과 심장병을 예방하는 약이라면서 의심(?) 없이 평생을 먹는 약이다.

　하지만 혈압이나 고지혈증, 당뇨 등의 치료에서 그냥 다짜고짜 검사 수치만 맞춰서 높거나 낮으면 약을 먹는 치료법은 치료가 아니다. 이는 원인을 따지지 않고 생리기전에 직접 개입하는 것이라 몸의 정상적인 생리기전에 약물이 간섭하게 되어 종내에는 약에 의존성마저 생기게 되어 치료의 끝이 없을 수밖에 없다.

　예를 들면 잠이 오지 않는다면 왜 잠이 오지 않는 가에 대한 분석을 해야 그다음의 치료법이 생긴다. 잠이 오지 않는 이유가 뇌의 이상이나 호르몬 이상 등으로 올 수도 있지만, 사실은 대다수의 사람들은 걱정, 근심, 울화, 식체 등의 원인이 가장 많다.

그런데 그 근원에 대한 고민은 하나도 없이 그냥 잠이 오지 않는다고 처방하는 가령 뇌의 기능을 저하시키는 정온제 계통의 수면제는 치료약이 절대로 될 수가 없다. 그런데도 잠이 며칠 오지 않는다고 수면제를 거뜬히 처방받는 것을 보면 참으로 개탄스럽다. 하긴 다이어트에 굶고 있으면 맘이 우울해진다고 항우울제를 처방하는 유명 정신과 의사도 있을 정도니….

한의에서는 치료를 생각할 때 약을 쓰지 않는 단계까지 가는 것을 치료라고 보는데 평생을 먹어야 하는 약이란 치료라는 개념에서 보면 '이것은 치료는 아니다' 라고 할 수밖에 없다. 즉 지금의 평생 먹어야 한다는 치료는 한의 같으면 치료라고 하지는 않고 다만 '버틴다' 라는 말 정도 밖에는 표현할 것이 없다. 물론 버티는 것이 중요한 경우가 있을 수도 있지만 평소의 건강한 사람들은 버티게 할 이유가 전혀 없다.

이런 치료를 하느니 차라리 치료를 하지 않는 것이 중의中醫는 된다고 하면서 마구잡이로 치료를 하는 것을 경계하는 1000년 전의 경구가 무분별하게 남용되고 있는 혈압약과 고지혈증약들을 먹고 있는 현재의 건강한(?) 사람들에 딱 필요한 말이 되고 있다.

요즘 넘치는 많은 약과 이해하지 못한 단순 경험의 의료정보와 근원을 알 수 없는 건강기능 식품의 남용은 오히려 인체의 기능을 해치는 것이 많다. 인체는 오장의 기능이 사람마다 약간씩 다른데 이는 인간이 똑같이 생기지 않아서 그런 것으로 이것을 개인의 특수성이라고 한다. 이 특수성을 현대의학에서는 무시한다. 정상적인 신체의 리듬을 평균치로 이야기할 수 없는 이유가 여기에 있는데 이것에 대한 이해가 없으면 과잉 치료의 오류를 범하기 쉽다.

인체는 유기적으로 서로 연결되어 있어서 전체적인 시각이 아니고 부분적인 기전에만 작용하여 조절할 수 있는 방법은 없다. 다들 잘 안다고 생각하는 혈압약만 보더라도 일반인들은 혈압만 떨어트리는 것으로 알고 있는데 실제로는 혈압 하나를 떨어뜨리기 위해서 우리 몸이 감당해야 하는 손해가 엄청난 경우가 많다.

이 약 저 약 많이 먹고 있는 사람들은 어설프게 아는 의학 지식으로 굳이 적극적인 치료(?)를 해서 가만 놔두면 오히려 쉽게 나을 병을 점점 중하게 만드는 것은 아닌지 심각하게 고려해봐야 한다.

6. 나이

나이는 참으로 중요한 변수이다. 나이별로 질병의 작용이 다르며 같은 증세라 하더라도 나이에 따라 다르게 취급이 되어야 하는 것이 많다. 예를 들자면 콧물이 많은 것이 아이들인 경우는 별문제가 없는 경우가 많지만 장년 정도 된다면 거의 치료 대상이다. 또 침을 흘리는 것이 유아면 별문제 없는 경우가 많지만 장년 이상이 되는 사람이 침을 흘린다면 심각한 뇌 질환을 의심할 수가 있다.

유아에서 청소년기에 이르기까지는 인체의 장기나 뇌, 그리고 골격이 발달 중에 있는 나이이다. 크면서 점점 변화를 맞이하기 때문에 한방에서는 8세 전이면 선천 병도 고칠 수가 있다고 본다.

이 시기에 외상을 비롯하여 건강에 좋지 못한 자극들은 성장에도 영향을 미칠 수 있으며 개선되지 않는다면 손상 받은 곳은 평생의 약점으로 남을 수도 있다. 어릴 때 공기가 좋지 않았거나 간접흡연 등으로 나이가 들어서 자가면역성 질환인 류마티스관절염이 왔더라는 사례는 그 개연성을 이야기해 준다.

소아기에서 청소년기까지의 건강은 전체 인생의 건강을 결정하는 것이라 아주 중요하며 소아기를 튼튼하게 보내게 하는 것이 부모가 해줄 수 있는 가장 큰 선물이다.

지금 7080세대들은 어릴 때 누구나 콧물을 달고 들이 마셔가며 온 동네로 구슬치기, 딱지치기, 고무줄놀이를 하면서 살았다. 입학을 하면 명찰 밑에 손수건을 하나씩 달고 다녔다. 용도가 침이나 콧물을 닦는 용도였다. 요즘은 애들이 많이 깨끗해져서 예전처럼 콧물을 흘리지 않는다.

요즘과 옛날이 왜 이렇게 차이가 나는 것일까? 가장 큰 가능성은 아마도 당시는 춥기도 했고 또 바깥 활동이 많아서 아이들의 미성숙한 폐를 보호를 하려고 방어기제로 콧물이 많이 나오는 데다 성장기에는 점액의 분비가 왕성하니 약간의 자극에도 늘 콧물을 주체하지 못했다고 본다. 요즘은 바깥 활동도 별로 없고 공기도 따뜻하고 해서 콧물 날 일이 많지가 않다. 실제로도 아이가 열도 없고 또 추워하지도 않으면서 특별한 증세도 없는데 콧물을 흘리고 또 때에 따라 멈추기도 하는 경우는 치료가 필요 없는 경우가 많다.

아이들은 호흡기의 길이도 짧고, 비강의 넓이도 넓고, 피부와 상피세포로 된 1차 방벽이 모두 다 연약하게 되어 있어서 부족한 방호력을 콧물처럼 보이는 점액의 분비량으로 견딘다. 보통 아이들이 콧물을 많이 흘리고 있으면 부모들은 뻔질나게 병원으로 데려가지만 실상은 그것이 아이들의 방호벽이 잘 작동되고 있는 것을 나타내주는 경우가 오히려 많다. 물론 아이들이 콧물을 많이 흘리고 있으면 부비동이나 중이에 영향을 미칠 수도 있지만 그것을 항히스타민제를 위시한 기타 면역에 영향을 주는 항생제 등을 쓰게 되면 분비가 많았던 점액의 방호벽 기능이 영향을 받아서 오히려 만성화되거나 장염이나 폐렴 등을 초래할 수가 있다.

콧물을 많이 흘리는 아이들에게 목욕을 자주 시키거나 몸을 따뜻하게 하면 점점 줄어드는 경우가 많다. 반대로 스키를 많이 타거나 추운 곳에 많이 가서 단련시키는 방법도 가능하다. 결정적으로 그런 경우에는 가만히 두면 커가면서 점점 나아지는 경우도 많다. 병원에서 치료해야 하는 비염 등으로 인한 콧물보다 땀을 내지 못하였거나, 온도 변화가 너무 많았거나, 찬 것을 많이 먹었거나 해서 폐로 가는 공기가 제대로 준비되지 못해서 콧물이 나는 경우도 많으니 콧물을 흘린다고 해서 무조건 적극적인 치료를 하는 잘못은 없었으면 한다.

서울에서 비염 때문에 고생하던 아이가 시골로 가서는 별로 심각하지 않게 되는 경우도 많이 보는데 이것은 호흡기의 방호력이 문제이지 호흡기의 현재 나타나는 증상이 문제가 아닌 경우가 많다. 이때는 나타나는 호흡기의 증상 등을 염증이나 알러지로 치료를 해봤자 면역 계통의 혼란만 가중시키게 된다.

청소년기까지는 많은 움직임과 놀이와 독서로 심신을 단련하고 충분한 휴식을 하면 점점 더 건강한 체력과 정신력을 가질 수 있는 나이이며, 이때 닦아 놓은 건강이 평생을 좌우한다.

청·장년기는 체력적으로 가장 좋을 때이며 허약한 청소년기를 보냈더라도 많은 단련과 휴식을 병행하면 건강하게 지낼 수 있다. 학업과 일을 열심히 하는 시기라 어릴 때 건강을 제대로 확보를 하지 못했다면 체력이 약점으로 남아서 집중력이 약하거나 피로를 많이 느낄 수 있다. 하지만 심각한 피로의 적체나 무리가 없다면 그래도 아직은 왕성한 시기라 회복될 수 있다. 만약 이때 무리를 한다면 건강한 노년은 쉽지가 않다.

노년기는 모든 기능이 쇠퇴하고 정신과 몸이 일치하지 않는 때인데 이때의 건강은 그 사람이 유년기와 청·장년기를 어떻게 보냈느냐에 따라 각기 다른 체력을 갖게 된다. 지병까지 있다면 그것은 더 확실하게 드러나는 법이다.

건강하지 못하면 조심해야 될 것도 많아지고, 또 할 수 있는 일들도 제한적이 되는 등 무거운 몸의 눈치를 봐야 하는 시기이다. 나이가 들수록 심해져서 가벼운 환경의 변화에도 적응하기가 힘들어지며 생각처럼 몸이 잘 움직여지지 않아서 자칫하면 주변의 환경이 전부 흉기로도 변할 수 있는 때가 오게 된다. 건강한 젊은 시절을 보냈다면 더 많은 나이까지 버틸 수 있다는 이야기다. 그래도 끝까지 건강하려면 즐거운 생각을 많이 해야 하며 휴식을 많이 취하면서 힘들어도 계속 몸을 움직여야 한다.

나이가 들면 뚜렷한 통증의 원인도 없이 아픈 곳이 생기게 되며 심지어는 '움직이지 않고 가만히 있는 것'도 오래하면 통증이 생긴다. 편히 앉았다가 일어나면서 '아구구…' 하는 것은 다 나이를 무겁게 짊어져서 그런 경우가 많다. 젊은 사람들은 도저히 이해 할래야 할 수 없다. 예전에 우리가 한창 공부할 때 선생님이 "40 중반은 되어야 제대로 된 의사가 될 수 있다"고 하셨다. 처음에 그 이야기를 들었을 때는 10년만 공부하면 나도 선생님 눈에 차는 제대로 된 한의사, 즉 명의가 되는구나 하고 희망을 가졌는데 40대 중반을 10년도 더 넘은 지금은 그 말의 의미가 좀 다르게 다가온다. 지금 드는 생각은 "환자가 아픈 것을 이해하고 몸이 말하는 것을 들으려면 적어도 40 중반은 넘어야 할 것이다."라고 단순히 하신 말씀 같다.

이렇듯 나이가 많다는 것은 미세먼지를 견디는데도 굉장한 리스크가 될 수가 있다. 나이가 들었다고 포기하지 말고 스스로 의미있는 인생의 목표를 만들어서라도 집중해서 할 수 있는 일을 해야 한다. 즐겁고 규칙적인 생활과 자존감이 있어야 행복하게 노년을 보낼 수 있다.

02. 미세먼지에 저항하는 방법

미세먼지가 몸에 닿기만 해도 치명적이라면 개개인이 할 수 있는 일은 실제로는 별로 없다. 다행스러운 것은 몸의 방어기전이 굉장히 잘 되어 있다는 것이다. 만약 이 방어기전이 약해서 미세먼지에 조금만 닿아도 영향을 받는다면 아마도 아무 데도 갈 곳이 없을 것이다. 다행스럽고 대견하게도 우리 인체는 어떤 정부 조직보다도 훨씬 더 효율적이다.

미세먼지의 피해를 줄이는 방법은 아래의 세 가지 방면으로 생각해 볼 수 있다.

첫째, 체내에 들어오는 미세먼지를 가능하면 줄이는 방법.

둘째, 미세먼지를 빨리 대사해서 몸에서 빨리 내보내는 방법.

셋째, 미세먼지로 인한 손상을 최대한 빨리 복구하는 방법.

첫째, 체내에 들어오는 미세먼지를 줄이는 방법은 환경이나 생활에서 미세먼지를 줄여서 인체에 먼지의 영향이 없게 하는 것이 가장 상책이다. 하지만 이것은 사회적인 여건이나 먼지를 만들지 않는 생활방법 등 사회적인 노력으로 풀어나가야 할 것이다.

인체에 이미 접촉된 미세먼지의 양을 최대한 많이 제거해서 호흡기의 부담을 줄여주는 방법은 개인위생에 해당된다. 그다음이 주된 접촉 문호인 호흡기를 튼튼하게 하여 방어력을 높여서 체내에서 감당해야 할 미세먼지의 양을 줄이는 방법이 해당된다고 할 수 있다.

둘째로 미세먼지를 빨리 대사한다는 것은 호흡기의 점막의 기능을 활성화하는 것과 이미 점막을 통과해서 세포까지 들어온 미세먼지를 조직액의 빠른 대사를 통해서 제거하는 것을 말한다. 그것은 인체의 면역기능과 세포와 세포질을 건강한 상태로 유지하여 세포 내의 대사기능을 활성화하거나 세포 간 조직액의 빠른 교환을 확보하는 것을 의미하는 것이다.

마지막으로 미세먼지에 의해서 손상된 세포나 조직을 빠르게 회복시키는 것이다. 광범위한 손상이 일어나 기관의 손상이 초래되었다면 이것을 회복시키는 것은 역시 빠르고 활발한 대사와 같은 이야기가 된다.

똑같은 상황에서 어떤 사람은 아프고, 또 어떤 사람은 약간 아프다 말고, 또 어떤 사람은 전혀 지장 없는 것은 어떻게 생각해야 하나? 이는 결국 건강과 관련이 있다. 건강해야 대사를 잘할 수 있고 빨리 회복할 수 있다.

이것을 미세먼지가 몸에 접근하는 단계별로 정리한다면 가장 첫째가 환경과 개인위생이고, 둘째가 미세먼지와 직접 맞닿는 곳인 호흡기를 튼튼히 해서 저항력을 높이는 것이고, 셋째가 해독 및 회복시키는 것이고, 마지막으로 인체의 기본 건강상태를 좋게 하는 것이다.

인체의 기본 건강상태를 좋게 하는 것은 한마디로 병에 걸리지 않고 오래 사는 방법과 다름이 아니며 인체의 상황에 따라 쉽지 않은 경우가 있을 수도 있다. 건강한 사람과 건강하지 않은 사람의 결정적인 차이는 관용성에 있다고 본다. 그래서 건강한 사람은 무리를 해도 조금 쉬고 나면 원래의 컨디션을 찾지만, 건강하지 않은 사람은 그 무리가 수명에 영향을 미칠 수도 있다. 이는 팽이를 돌리는 것과 같다. 팽이가 힘이 없어서 비틀비틀할 때는 조금의 자극만으로도 쓰러지지만, 힘이 있어서 시원하게 돌 때는 웬만큼 걷어차도 멀리 날아가서는 계속 돌아간다. 이 회전력의 상태를 건강이라고 보면 쉽게 이해할 것이다.

기본 건강상태를 좋게 하는 경우는 이 내용만 가지고도 너무 많으며 너무나 많은 담론이 있을 수 있으니 여기서는 미세먼지에 저항해야 하는 일반 사람들을 위하여 건강한 사람이 건강을 유지하는 것과 음식을 몸의 상태에 맞게 먹어서 먹는 음식이 최소한 건강을 해치지 않도록 하는 방법을 논해보고자 한다.

1. 체내에 들어오는 미세먼지를 줄이는 방법

1) 실내공기 오염을 줄이는 방법

① 실내공기 오염 발생원 제거

실내공기 오염물질별 발생원의 직접적인 사용을 피하거나 불가피하게 사용을 해야하는 경우라도 줄일 수 있을 만큼 줄여야 한다. 오염물질의 방출량을 줄이거나 발생시점을 조절하여 줄일수도 있으며 만약 감당하지 못할 만큼의 오염이 일어났을 경우에는 조속하게 환기나 공조시설을 통하여 배출을 할 수가 있어야 한다. 그리고 오염원이 존재하는 실내는 정기적인 청소와 세탁등도 도움이 된다.

② 친환경 소재의 사용

PVC벽지, 장판, 가구, 의복 등의 제품을 천연소재나 최소한 오염물질이 적게 나오는 친환경소재를 권장한다.

환경에 대한 인식이 높아지면서 이런 제품들이 많이 개발이 되고 있으며 선호받는 추세이다.

③ 베이크 아웃(Bake-Out)

신축건물에 입주 전에 실내 온도를 상승시켜 건축자재나 마감재에서 방출되는 휘발성유기화합물이나 포름알데히드를 일시적으로 촉진시키고 환기를 통하여 제거시키는 방법을 말한다. 입주 전 창문을 닫고 높은 온도로 난방을 하여 가구나 내장재 등에서 접착제나 도료 등의 휘발성 물질같은 오염물질들을 나오게 하여 창문을 열고 환기시키고 또다시 창문을 닫고 난방을 하여 또 나오게 하는 작업을 반복하는 것이다.

④ 식물에 의한 실내공기 정화

산세베리아, 벤자민, 고무나무, 마레카야자, 알로카시아, 관음죽 등의 공기 정화식물을 키워서 식물만이 가지고 있는 호흡작용으로 잎을 통한 증산작용을 통하여 오염된 공기를 흡수하여 정화시키는 방법이다. 실내에서의 식물재배는 공기 정화뿐만 아니라 습도 조절 및 심신의 안정 등에도 도움이 된다. 국립환경과학원의 실내환경정보센터에 의하면 실내공기 정화에 좋은 식물은 잎이 두껍거나 꽃이 없고 늘 푸른 상태로 있는 식물이 좋다. 그러나 실내 식물에 물을 너무 많이 주어서 흙이 너무 젖으면 미생물의 성장을 촉진하여 알레르기 환자들에게 영향을 줄 수 있기 때문에 주의하여야 한다.

⑤ 환기

실내공기 오염의 가장 효과적인 해결책은 환기다.

외부의 미세먼지가 좋든 나쁘든 실내공기를 깨끗하게 하기 위해서는 주기적으로 환기를 하는 것이 좋다. 되도록 맞바람이 칠 수 있도록 창문이나 문을 동시에 개방해야 하며 시간대는 새벽이나 밤중을 피한 시간이 좋다. 새벽과 늦은 밤에는 대기가 안정되어 오염된 공기가 지상으로 내려앉기 때문에 먼지농도가 지표 가까이에서 더 높아지기 때문이다. 물론 실내에서 뭔가 작업을 해서 많이 탁해졌다면 당연히 환기를 해야 한다. 실내 활동으로 생기는 먼지농도는 실외에서 생기는 먼지와는 비교가 안 되게 높기 때문이다.

심지어 고농도 미세먼지 발생 시에도 환기를 할 수 있는 용기(?)있는 사람은 별로 없겠지만 이럴 때도 웬만하면 환기를 하는 것이 더 좋다.

환기 방법으로는 자연 환기와 기계식 환기가 있다. 자연 환기의 경우 실내 환기 예보 등을 통해 환기가 적절한 시간대를 골라 하루 3번 30분씩 해주는 것이 좋다. 기계 환기의 경우 환기 설비 설치 시 배출구에서 나오는 공기가 흡입구로 직접 들어가지 않도록 주의해야 한다.

실내에서 건강을 위해 향수, 방향제 같은 것들을 많이 사용하는데 이런 것들은 밀폐된 공간에서는 오히려 건강에 해로울 수 있으니 지나치게 사용하지 않는 것이 좋다. 가정에서 쓰는 에어컨, 가습기 등 전기·전자 제품을 주기적으로 청소하고 실내 습도를 40~60% 이하로 유지해야 한다. 특히 장마철에는 높은 습도로 인해 곰팡이가 발생할 가능성이 높으니 적절한 습도를 유지하도록 신경써야 한다.

⑥ 공기정화기에 의한 방법

공기청정기

실내공기만 해도 만만찮은데 실외에도 미세먼지가 꽉 차 있으면 환기시킬 용기가 생기지 않는다. 눈에 보이는 뿌연 공기를 거주하고 있는 실내에 맞아들인다는 것에는 굉장한 확신과 용기가 있어야 하는데 쉽지 않다. 이럴 때 그냥 공기를 맑게 해주는 무엇인가가 있으면 어떨까 하는 생각을 누구라도 할 것이다.

이런 이유로 공기청정기에 매달리게 된다. 공기청정기가 이름값을 해주길 바라면서 집에 공기청정기를 들여놓고 있다. 하지만 반드시 알아야 할 것이 공기청정기는 공기를 거르는 장치이지 신선한 호흡할 수 있는 공기를 만들어주는 것은 아니라는 점이다. 장시간 밀폐된 공간에서 공기청정기를 사용한다고 할 때 먼지는 없더라도 산소는 부족해진다. 그래서 반드시 환기를 시켜야 한다.

공기청정기의 원리는 다음과 같다. 먼저, 실내의 오염된 공기를 자연대류 또는 송풍기를 이용해 공기청정기 내부로 흡입한다. 그 다음에 다양한 기능의 필터나 전기충격 등으로 오염 물질을 포집하고는 먼지가 좀 줄은 청정(?) 공기를 실내에 공급하여 실내의 먼지를 희석시킨다.

다들 집에다 커다란 공기청정기 한 대만 들여놓으면 실내먼지는 전혀 문제없는 것으로 생각하는 사람들이 많다. 그러나 공기청정기는 정신적인 위안에 좋은 것이지 효율과 비용면에서 환기보다는 그 효용성이 많이 떨어진다고 볼 수 있다.

공기청정기는 주로 필터 방식과 전기집진 방식이 사용되고, 이 두 가지 방식을 결합한 방식도 있다.

필터 방식

필터 방식은 오염된 공기를 팬으로 흡입하는 과정에 필터를 통과하게 하여 미세한 먼지나 세균류를 거르고 체취나 담배 냄새를 탈취한다.

기본적으로 입자가 큰 섬유먼지 등을 걸러주는 1단계 프리필터가

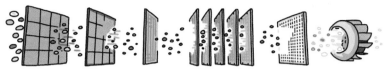

공기 흐름 ──→

[필터 방식]

달려있고, 2단계로 초극세 섬유를 이용해 강한 정전기로 미립자를 집진하는 헤파HEPA필터나 유엘피에이ULPA필터가 부착돼 있다. 또 필터에 나노실버 기술을 응용해 살균력과 탈취력을 강화하기도 하며, 활성탄을 사용해 냄새를 없애 주기도 한다.

헤파필터는 공기 중 0.3마이크로미터(1μm=1mm의 1,000/1)의 미세 먼지를 대부분 제거해주며, 유엘피에이는 공기 중 0.1마이크로미터 의 미세한 먼지 속에 있는 진드기, 곰팡이, 박테리아, 바이러스까지 제거해 준다고 한다.

하지만 필터 방식은 주기적인 필터 교체가 필요하다. 프리필터의 경우 3~4개월에 한 번 정도 교체를 해줘야 하고 미세먼지를 걸러주 는 헤파필터와 냄새를 제거해주는 활성탄필터는 1년에 한 번 정도 교체해 주어야 한다. 물론 이 교체시기는 실내의 환경에 따라 많은 차이가 있을 수 있다. 교체시기를 놓친 필터의 경우 포집된 세균이 나 곰팡이 등의 온상이 될 수 있기 때문에 인체에 더 해로울 수도 있 다는 불편한 사실도 있다.

전기집진 방식

　전기집진 방식은 전기적인 방전원리를 이용한다. 기계 내부를 휘감고 있는 세밀한 머리카락 모양의 방전사 사이로 수만 볼트의 직류 전압이 흐르면 주변에 전위계가 형성되고 흡입된 공기가 전위계를 통과하게 되면 부유 물질이 전기에 의해 순간적으로 타게 된다. 이 방식은 큰 기계가 많으나, 가정용 모델도 최근에 개발되기 시작했다. 미세먼지까지 집진되므로 효과가 뛰어나지만 청소를 제때 하지 않으면 집진효율이 엄청나게 떨어지며 종내에는 집진기에 있는 먼지가 오히려 다시 배출된다는 단점이 있다.

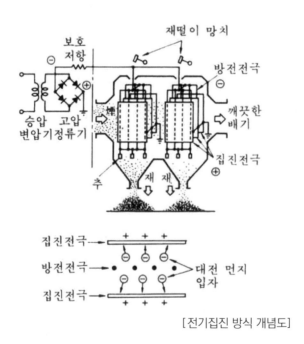

[전기집진 방식 개념도]

결합형

　필터 방식과 고전압 살균 방식을 결합하기도 한다, 필터와 고전압 발생기를 이용한 플라스마 방전으로 양이온과 음이온을 생성시켜 세균, 곰팡이 등의 오염물질을 정화, 살균하는 방식이다.

　즉, 필터 방식과 집진 방식을 결합한 방식이다. 약간의 수명이 길어지는 효과는 있지만 관리가 제대로 이루어지지 않으면 두 가지의 단점이 두드러질 수 있다.

음이온 발생형

　음이온을 발생시키는 공기청정기의 경우 필연적으로 오존이 발생하게 되는데 오존은 공기 중의 악취제거나 세균·살균 효과를 나타내지만 밀폐된 실내에서 과다할 경우 오히려 호흡기 질환 등의 해를 끼칠 수 있다. 그렇다고 건강 기준치 이내의 저농도 오존이라면 원래 목적인 실내공기 오염물질에 대한 제거 효과가 있는지 의문이기도 하다.

　따라서 충분한 농도의 음이온 발생 장치가 있는 공기청정기는 인체에서 가급적 멀리 떨어진 곳에 설치해 사용하고 밀폐된 좁은 공간에는 어울리지 않는다.

　불과 10~20년 전만 해도 물을 사서 마신다는 생각을 못했지만 지금은 일반화돼 있는 것처럼, 바야흐로 실내에서도 오염되지 않은 맑고 깨끗하고 신선한 공기를 사서 마시는 것이 일상인 시대가 머잖아

도래할 듯하며 앞으로 공기정화에 있어서는 많은 기구나 방법들이 나올 듯하다.

2) 마스크

2019년부터 시작된 코로나의 방역문제로 마스크를 전 세계인이 쓰기 시작했다. 바이러스의 문제에 있어서 마스크는 환자의 비말을 차단하는 방도로는 간편하면서도 효율적이다. 이는 입과 코가 인체의 방어선에서 가장 많은 외부와의 교통이 이루어지는 장소라서 그렇다.

입과 코에 있는 점막에 있는 바이러스가 호흡이나 대화 등으로 인한 비말로 공기 중에 일정 시간 떠 있는 동안 감염이 되는 것을 막아주는 의미에서는 간편하고도 확실한 방법이기는 하다. 또 자신도 모르게 입과 코로 가는 손을 차단하는 목적도 의외로 중요하다.

다만 건강한 사람들이 쓰고 다니는 것은 바이러스의 방역에서는 어느 정도 유의성이 있을지는 모르겠지만 바이러스에 대항하여 면역력을 확보하는 데서는 별로 도움이 되지 않는다. 환자의 입장에서는 바이러스는 일반적으로 4일 정도면 기관지와 점막에는 바이러스가 증식이 되어 있으며, 면역계의 T세포가 부지런히 바이러스의 단백질의 접착면의 암호를 풀려고 노력하고 있는 상태이다. 이때는 감염력은 있지만, 보통은 증세가 없는 것이 일반적이다.

이것은 독감 때 한 교실에 독감을 앓는 아이가 몇 명 있으면 실은 그 교실 전체에 독감 바이러스가 퍼져 있는 것과 마찬가지이다. 몇 명의 아이들이 증세를 나타내지만, 나머지는 그냥 지나가는 것은 아이들의 면역력이 바이러스를 이겨내기 때문이다.

코로나가 전 국민이 마스크를 쓰면서까지 치열하게 막아야 하는가는 코로나바이러스를 어떻게 판단하느냐에 달렸다. 독감보다 약간 더 높은 치사율을 가진 질환이 앞으로도 많이 있을 수 있으며 과거에 나온 메르스코로나나 사스코로나는 코로나19보다 10배 정도 더 치명적이었다. 지금 코로나19에 대한 인류의 대응 자세로 볼 때는 앞으로 인류는 점점 마스크와 친하게 지내야 할 듯하다.

마스크의 꾸준한 착용은 마스크의 재질이 부직포로 대변되는 플라스틱이라 청정하게 유지하기가 너무 힘들고 오히려 코와 입에서 나오는 세균의 온상이 되어서 마스크로 인한 피부염부터 다양한 부작용이 생길 수 있다.

입과 코는 배설의 창구도 되기 때문에 나가는 것을 차단하는 것은 좋지 않다. 입과 코에서 나오는 가스는 항문에서 나오는 것과 비율만 다르다 뿐이지 거의 같다. 또 오래 쓰고 다닌 마스크는 세균의 온상이 되기 쉽기 때문에 관리를 잘하여야 하는데 쉬운 일은 아니다.

마스크애크니maskacne라는 말이 있다. 마스크를 쓰고 다니면서 생기는 피부염으로 아직까지는 이것이 눈으로 드러나는 부작용의 대표인데 지금처럼 하루종일 마스크를 쓰는 기간이 더 길어지면 아마도 예기치 못한 상당한 부작용이 있을 것이다.

한편 미세먼지를 대처할 수 있는 방법에도 마스크는 가장 간편한 방법이다. 먼지가 많은 현장에서 일을 하는 방진 마스크 같은 안전용품에 해당하는 대단한 장치는 일반인들이 늘 사용하기는 힘들고, 생활에서 늘 사용할 수 있는 것은 위생마스크로 의약외품에 포함되는데 식약청의 인증을 받는다.

식약청에서는 KF Korea Filter 등급으로 나누고 있는데 KF 뒤에 붙는 숫자가 높을수록 차단률이 더 높다.

먼지 차단에만 포인트를 맞춘다면 다들 마스크만 쓰면 모든 미세먼지에 대해서 안심인 것으로 알고 있는데 미세먼지 중에서 입자만 걸러낼 수 있고 가스는 걸러 내지를 못하며 마스크로 쾌적한 공기를 만들 수 있는 것은 절대로 아니다. 그래서 제대로 마스크를 썼다고 하더라도 그 효용은 생각보다 높지 않으므로 마스크만 쓰면 공기가 나빠도 안심이라는 생각은 말아줬으면 한다는 것이다.

마스크는 필터가 중요하지만 실제로는 얼굴에 완전히 밀착이 안되면 새는 틈으로 바깥 공기가 들어와서는 나가지 않아서 점차 마스크 내의 미세먼지농도가 농축되어서 마스크 외부 공기보다 마스크 내의 미세먼지 농도가 오히려 더 높아질 수 있다. 그렇기 때문에 얼굴에 완전히 밀착시키는 것이 중요하다.

그래서 "마스크 몸체를 찌그러뜨리거나 변형하지 말고 일회용이니 빨아서 재활용하지 말라"는 문구가 꼭 나온다. 이렇게 밀착해서 필터로만 호흡하게 되면 필터가 조밀할수록 호흡에 저항이 생기게 된다.

다음 표에서 보듯이 등급이 높을수록 미세먼지 차단율은 높아지

	기준			적용 예
	분진포집효율	안면부 흡입저항	누설률	
KF80 등급	80% 이상 (염화나트륨 시험)	6.2mmH$_2$O 이하	25% 이하	황사방지용
KF94 등급	94% 이상 (염화나트륨 및 파라핀 오일 시험)	7.2mmH$_2$O 이하	11% 이하	방역용
KF99 등급	99.0% 이상 (염화나트륨 및 파라핀 오일 시험)	10.3mmH$_2$O 이하	5% 이하	—

[식약처 마스크 등급표]

지만 호흡에 부담은 더 크다. 보통 KF94나 95 등급 정도로 절충해서 사용하기도 하는데 오래 쓰고 다니게 되면 호흡이 많이 곤란해진다. 그래서 착용하고 있을 때 호흡에 불편감이나 두통이나 심계(心悸: 사람 몸의 왼편 가슴의 전면 제오륵(第五肋) 사이에서 느낄 수 있는 심장의 고동)가 생기면 의사와 상의하라고 식약청에서는 권고하고 있다.

또한, 임산부나 호흡기·심혈관질환자, 어린이, 노약자 등 마스크 착용으로 호흡이 불편한 경우는 사용을 중지하고 필요시는 의사 등의 전문가와 상의하라고 되어 있다.

이것이 별것 아닌 것 같지만 호흡이 가빠지면 아드레날린이 상승하고 점점 신경질적이 되어가고 체력의 소모가 점점 늘어난다. 장시간 쓰게 되면 혈압도 올라갈 수 있으며 심계나 두통, 심하면 안구출혈이나 쓰러질 수 있기까지 하며 심지어 영유아의 경우는 산소 부족으로 숨진 사례까지 보고된 바 있다.

이렇듯 일상생활에서 고농도 미세먼지마스크는 작은 것을 얻기 위해 너무 많은 부담을 얻는 것과 같을 수 있다. 이 모든 것을 고려해볼 때 차라리 미세먼지마스크(KF94 이상)보다는 숨쉬기 쉬운 일반 위생마스크(KF80) 정도의 마스크로 큰 먼지라도 걸러내고 미세먼지는 그냥 건강한 몸으로 견디는 것이 아직까지 우리나라는 가장 현실적일 것 같다. 현재 2020년에 전 세계적으로 팬데믹하게 퍼진 코로나19로 인해서 마스크가 거의 일상생활 필수품으로 되어가며 착용이 법으로 강요받게 되는 시점에 이르렀다.

법과 효율을 절충하는 면에서 볼 때 공기가 맑은 날 외부에서 2m 이상의 거리 유지가 되는 곳에서는 벗고 다니는 것이 그나마 마스크로 인한 피해를 줄이는 방법일 것 같다.

3) 개인위생

손 씻기

우리 몸에서 가장 지저분한 곳이 발이고 그 다음이 손이다. 손 씻기가 요즘에 대두되는 위생의 아주 중요한 분야인데 손은 핸드폰 등 기타 여러 오염물질을 만질 수 있지만, 그만큼 또 방호가 잘되어 있어서 지저분해 보이지만 오염물질이 손의 피부를 통해서 체내로 침투하기는 용이하지는 않으며 다른 곳의 피부보다는 현저히 투과율이 낮다.

대표적인 예가 손에 독극물을 묻혀서 얼굴에 문지르는 것만으로 불귀의 객이 된 사람이 있지 않은가. 그것이 손과 얼굴의 투과성의 차이를 이용한 것이다.

다만 손의 위생을 강조하는 이유는 손은 무의식적으로 자연스럽게 몸의 이곳저곳을 만지게 되어 있다. 손이 오염되어 있으면 코, 입이나 다른 피부 등으로 세균들이 침투하기가 용이해지므로 손 씻기로 세균의 절대량을 줄여놓는 것이 위생상에는 유리하다. 아무리 깨끗한 데서 산다고 하더라도 항상 손에는 지저분한 미세먼지나 세균 등이 많다고 생각하고 있어야 한다.

의료현장에서도 의료인들은 늘 손 씻는 것이 습관화되어 있는데 의사의 손에서 나온 여러 세균이나 불순물들이 환자의 몸으로 감염이나 오염될 수 있기 때문이다.

보건복지부 질병관리본부는 손 씻기의 중요성을 널리 홍보하고 있다. 그중 '올바른 손 씻기' 홍보 보도자료에 따르면 손을 씻지 않으면 1시간 후 64마리였던 세균이 단 3시간 만에 무려 약 26만 마리로 증가하게 되므로 세균으로 인한 감염을 피하려면 꼭 손을 씻어야 한다고 되어 있다.

미시건대학과 컬럼비아대학의 연구진들이 손 씻기에 대한 30개의 연구들을 하나로 모아 분석하였는데 그 결과 손을 자주 씻을 경우 위장 질환이 31%, 호흡기 질환이 21% 정도 감소한다는 것을 발견하였다.

최근에는 위생에 관한 관심이 커져서 일반 회사나 공공기관이나 병원 등에 손세정제를 많이 비치해놓고 쓰고 있다. 손세정제에는 비

손이 더러우면?	고인 물로 씻으면?	따뜻한 물로 씻으면?	흐르는 물로 씻으면?	비눗물로 씻으면?	소독액을 뿌리면?
100%	35%	15%	5%	2%	0%

누, 항균성 비누, 알코올 성분을 함유하고 있는 손소독제 또는 벤잘
코늄클로라이드Benzalknium Chloride 같은 계면활성제가 들어간 비누로
세정 효과를 높이고 살균 효과를 높인다고 권장하기도 하지만, 개인
적으로 가장 권하고 싶은 것은 맹물로 자주 씻는 것이다.

손과 피부에도 비누 등 계면활성제가 많이 들어있는 물질을 자주
접촉하면 손 자체의 고유의 방어벽에 해를 끼칠 수 있으며 항균비누
를 쓸 경우에는 그 비누에 좀 더 저항력이 강한 슈퍼세균 같은 것을
밀집시킬 수 있기 때문이다.

위의 표를 보면서 생각해 볼 때 씻는 자체에서 벌써 65% 정도는
세균이 없어진다고 하는데 생활을 하다보면 100% 멸균해봐야 핸드
폰만 만져도 금방 10~20%는 증가한다. 차라리 깨끗한 물로 자주 씻
는 편이 가장 좋다.

손 씻는 법도 손톱 밑 같은 곳을 시간과 공을 들여서 깨끗이 씻으
라고 이야기하는데 수술 등의 경우와 같이 특별히 위생이 중요하지
않다면 크게 많은 시간을 들일 필요가 있을까 하는 생각도 든다.

권하고 싶은 것은 화장실 사용 후나 식사 전에 또 수도꼭지를 보
는 순간 습관처럼 가볍게 씻을 것을 권하고 싶다.

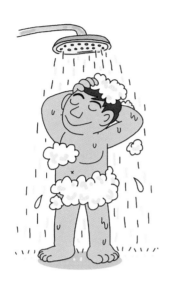

샤워

요즘은 샤워가 일상화되었다. 하루 종일 오염되었던 몸이 그래도 비누칠을 하여 머리를 감고 온몸을 적시고 따뜻한 물로 샤워를 하면 그래도 개운한 느낌이 든다. 운동을 하든지 일을 하든지 하여 온몸에 땀을 흘린 채로 샤워장에 들어갔다 나오면 그 개운한 맘은 어디에 비교할 수가 없다.

하루 종일 바깥에서 지내게 되면 온몸으로 오염물질을 뒤집어쓰게 된다. 초미세먼지의 경우에는 바람막이 옷이나 비닐 옷이 아닌 다음에는 옷을 입고 있어도 방어가 되지 않는다고 보는 것이 타당하다. 또 체내의 노폐물은 피부의 땀샘을 통해서도 배설할 수 있다. 그래서 하루만 씻지 않아도 몸 상태에 따른 특유의 체취가 나는 것이다.

예를 들면 단백질이 많이 분해되는 경우는 땀 냄새가 아세톤 냄새처럼 난다. 단백질이 분해되면서 케톤체가 형성되어 땀으로 배출되기 때문이다. 이보다 더 심한 것은 땀샘에 감염이라도 되어 염증이 생기는 경우의 냄새는 참기가 정말로 힘들다.

피부에 땀이 흐르면 몸속에 있는 노폐물이나 대사의 최종산물도 같이 빠져나오게 되며 또 겉의 초미세먼지도 땀이 있거나 습기가 있으면 거기에 많이 침투해 있다.

샤워를 하게 되면 이런 피부의 노폐물을 씻어 낼 수가 있다. 특히 머리카락이나 피부의 모든 털, 그리고 모공이나 땀구멍 등 모든 곳에 미세먼지나 세균이 있을 수 있다.

샤워 시 찬물이나 더운물은 기호에 따라 선택할 수도 있지만 일반적으로는 따뜻한 샤워를 권한다. 따뜻한 샤워는 피부의 말초혈관의 흐름을 도와주면서 전신의 근육를 부드럽게 이완시키는 효과가 있다.

찬물 샤워는 건강한 사람은 별로 문제가 없지만, 만일 피로가 쌓였다든지 과격한 운동 후나 더운 데서 지쳐있는 등의 이유로 피부의 땀구멍이 많이 열려있을 때 찬물로 갑자기 샤워를 한다면 열렸던 땀구멍이 갑자기 닫히면서 피부의 한열조절에 혼란이 와서 감기가 올 수도 있으며, 피부 땀구멍에 가벼운 충혈이 오면서 가려움증이 생길 수도 있고 더 나아가 심할 때에는 시력에까지 영향을 미칠 수 있다.

또 피부에 있는 온도감각기에 자극을 주어 말초혈관의 갑작스러운 수축을 불러일으켜 혈액의 흐름 전반에 충격을 줄 수도 있다. 물론 견뎌낼 수만 있다면 혈액순환과 근육의 마사지 효과에 긍정적인 효과가 있지만 어디까지나 탈이 없을 경우에 한해서 하는 이야기이다.

꼭 찬물 샤워를 하겠다면 우선은 따뜻한 물로 샤워를 하고 찬물로 전환을 하는 것이 몸에 부담이 적으며 마무리는 꼭 따뜻한 물로 하는 것이 좋다. 이는 훈련이 따로 되지 않았다면 나이가 들면 들수록 꼭 지켜야 하는 것이다.

목욕

외출했다가 집에 오면 따뜻한 물에 목욕을 하는 것이 좋았던 적이 있었는데 요즘은 욕조에 물을 받아본지가 가물가물하다.

따뜻한 물에 몸을 담그면 몸 전체의 미세먼지와 세균이 씻겨져 나가고 피부의 맨 마지막 층인 둘러싸고 있는 각질도 부풀어 일어나고 슬슬 문질러서 신선한 상피층이 드러나면 그것만으로도 상쾌한 기분이 든다.

샤워가 미세먼지를 씻어내는 것에 많은 비중을 차지한다고 본다면 목욕은 이미 미세먼지의 제거보다는 미세먼지의 대사와 관계가 깊다고 할 수가 있다.

따뜻한 물속에 있을 때 몸에서 일어나는 반응은 피부와 팔다리, 발가락, 손가락 등 말초혈관 쪽으로 많은 혈액이 공급이 된다. 몸이 따뜻해지면 몸의 순환이나 대사가 원활해진다. 이렇게 되면 온몸 곳곳에 있는 기능이 활성화되고 전신 세포들로 하여금 많은 활동을 하게 만든다.

또 따뜻한 온기가 관절이나 통증이 있는 곳에 들어가면 혈액이 많이 몰리게 되고 인대도 긴장이 풀어져서 통증이 완화된다. 탕 속에서는 굳어진 몸도 풀어져서 이곳저곳 풀리지 않는 부분에 대한 스트레칭을 하는 것도 권할 만하다. 오십견 같은 것은 탕 속에서 따뜻한 기운이 있을 때 어깨를 풀어주면 안 되던 동작들이 좀 더 수월하게 움직여진다.

너무 오래 입욕을 하게 되면 온몸의 근육이 늘어져서 나올 때 오

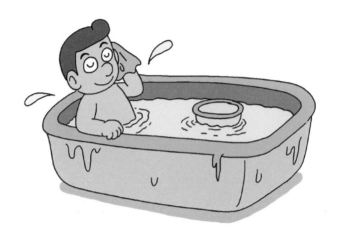

히려 몸이 지탱하기 힘들 수 있으니 가능하면 30분은 넘기지 않는 것이 좋다.

다만 혈압이 높을 경우나 순환기 장애가 있는 사람들은 갑작스런 혈행의 변화를 견디기 힘들어 할 수가 있다. 그래서 이런 사람들은 주의가 필요하다. 따뜻한 욕탕에 너무 급하게 몸을 담그지 말고 조금씩 조금씩 적응해야 한다. 나중에 익숙해지면 점차로 편하게 할 수는 있지만 이런 사람이 컨디션이 안 좋거나, 피로가 많이 쌓여있거나, 화를 내고 난 뒤 몸의 기전에 충격이 온 경우에는 조심하거나 하지 말아야 한다.

배 속도 따뜻해지고 장의 움직임이 원활해지며 자연스럽게 부교감신경이 활성화되어 편안한 기분이 들면서 나른해진다. 그래서 불면증이 있는 사람들이나 우울증이 있는 사람들에게 목욕, 특히 온수 목욕은 치료 차원에서도 권할 만하다. 보통 38~40℃ 정도의 온도를 가장 적절한 탕의 온도라고 보는데 이 온도의 탕 속에 몸을 담그면 온몸이 기분 좋게 따뜻해진다.

한때 족욕과 반신욕이 유행했던 적이 있다. 아직도 하고 계시는 분들이 많은 것으로 알고 있는데 몸을 따뜻하게 순환시키는 의미로는 둘 다 훌륭하다.

반신욕은 10분 정도, 족욕은 한 20분 정도 담그고 있으면 온몸에서 땀이 나기 시작한다. 물론 따뜻한 실내에서의 이야기이다. 땀이 나게 되면 온수욕과 비슷한 효과를 내는데 물에 담그는 부위의 차이 외에는 효과 면에서의 차이는 별로 없다고 한다.

목욕탕이나 사우나에서 땀을 너무 많이 흘리게 되면 체력이 떨어질 수 있으며 심하면 수명에 영향을 줄 수도 있으니 너무 많이 땀을 내지 않도록 한다. 몸이 늘어지지 않을 정도가 적당하다.

족욕과 반신욕을 추운 곳에서 하는 사람도 있는데 순환의 의미에서는 추운 곳에서 하는 것도 좋은 방법이기는 하다. 하지만 따뜻한 곳에서 해서 땀구멍이 열리면서 몸에 있는 열도 배출하고, 또 몸의 긴장을 푸는 것이 아마도 원래 취지에 더 맞을 것 같다.

추운 곳에서 반신욕이나 족욕은 몸의 에너지를 더 많이 쓰게 하고 교감신경의 활성화가 일어나서 운동 효과는 확실하지만 심장의 부담과 등으로 밀려오는 한기를 감당을 못하는 경우에는 오히려 천식같은 호흡기 질환을 가져올 수 있으므로 젊은 사람이나 한기를 잘 견디는 사람은 별문제이나 그렇지 않은 사람은 결코 권하고 싶지 않다.

다만 추운 곳에서의 전신욕은 탕 속에서 좀 더 견딜 수는 있는데,

두풍증頭風證이 올 수도 있으니 역시 권하고 싶지 않다. 두풍증이란 머리 부분에 감각 이상이 오는 것의 한방 병명이다.

우리나라에서 목욕이라고 하면 필연적으로 '때'를 미는 것을 연상하게 되는데 그것이 은근히 시원하고 중독성도 있어서 마니아들도 많고, 또 외국인들까지 좋아하여 때밀이 체험 관광코스도 있다고 한다. 때를 미는 것은 피부를 단련시키고 피부의 자극이 상피와 진피층을 자극시켜서 조직의 물질대사와 반응을 활성화시킬 수 있다.

한의에서도 모든 경락은 피부로 흐른다고 보고 있으며 피부의 따뜻하고도 부드러운 접촉은 경락의 흐름을 좋게 하는데, 때를 밀면 따뜻한 물로 경락의 흐름이 좋아져있는 데다 적당한 자극까지 줄 수 있게 되어 금상첨화이다. 다만 너무 자주 세게는 밀지 말자. 때를 제거해야 할 대상으로 생각하고 '밀어도 밀어도 나온다'고 계속 미는 사람도 봤는데 끝장을 보려고 때를 미는 것은 절대로 금물이다.

'때'라는 것은 상피세포에서 분화되어 나온 각질인데 엄연히 피부조직의 일부이므로 끝까지 파고들면 상피의 기저층까지 파괴될 수 있으며 그렇게 되면 헐거나 상피의 탈락이 와서 흉터가 생길 수 있다.

다만 어쩌다 한번 심하게

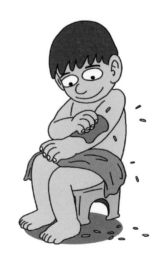

밀어서 충혈이나 가벼운 정도의 출혈은 전체적인 관점에서 보면 피부의 재생기전을 훈련시키는 의미는 있을 수도 있지만 자주해서 헐거나 피부의 손상을 초래하는 것은 조심해야 한다.

그리고 피부에 항균세제나 계면활성제가 많이 들어간 목욕용품은 많이 쓰는 것이 좋지 않으며 쓰더라도 가급적이면 적은 양으로 쓰는 것이 좋다. 만약 입욕시간이 충분하다면 권하고 싶지 않다.

2. 먼지 먹고도 견디는 법

1) 호흡기의 부담을 줄이자

미세먼지 등 외부의 자극으로부터 안전할 수 있는 방법은 몸의 저항력이 충실해서 어떤 자극도 물리쳐 낼 수 있으면 가장 이상적이다. 하지만 몸의 저항력이라는 것은 너무 광범위하니 미세먼지의 문호인 호흡기의 점막을 튼튼하게 하는 법에 대해서 이야기하는 것이 좋을 것 같다.

기관지와 폐의 점막을 충실하게

미세먼지가 코로 들어오게 되면 비강, 인후, 기관, 기관지에서 세기관지까지 통과하는 동안에 계속 작은 기관으로 갈아타면서 유체역학적으로 기관지벽에 있는 점액에 계속 부딪히게 구조적으로 이

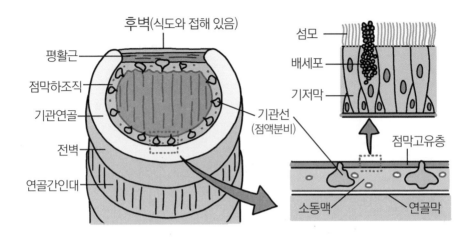

루어져 있으며, 공기가 폐포까지 가는 동안 계속 벽에 부딪히면서 잡힌 이물질은 점액과 섬모로 끊임없이 폐와는 반대쪽으로 올려 보내게 되어 있다.

폐의 점액은 기관지나 폐의 충분한 혈관과 림프관의 분포가 말을 해주듯이 아주 풍부하게 되어 있어서 기관지와 폐는 항상 축축한 습도를 유지하고 기관지에 좀 심한 자극이 있을 때는 엄청난 양이 나와서 기침과 함께 배출도 가능하다.

점액이 충실하면 미세먼지나 기타 자극에 견디는 힘이 강해지는데 만약 미세먼지가 이 점액이 있는 관과 폐포를 통과한다면 면역기능의 앞마당인 세포간질을 거쳐서 혈관이 눈앞에 있게 된다.

아래 사진은 원자력연구원에서 미세먼지에 방사선동위원소로 표시를 해서 흡입한 미세먼지가 폐 속에서 얼마 동안 머물며 타 장부에 어느 만큼 영향을 미치는가에 대한 실험에서 얻은 사진이다.

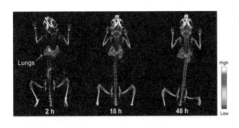

◀실험용 미세먼지 표준물질(DEP)을 쥐의 기도로 투여한 뒤 시간 경과에 따라 얻은 단일광자단층 촬영 영상. 투여 후 48시간이 지났으나 다량의 미세먼지 표준물질로 구성된 미세먼지가 폐에 남아있다. (한국원자력연구원 제공)

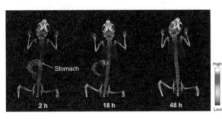

◀실험용 미세먼지 표준물질을 쥐의 식도로 투여한 뒤 시간 경과에 따라 얻은 단일광자단층촬영 영상. 48시간 뒤 미세먼지가 대부분 몸 밖으로 배출된 것을 확인할 수 있다.
(한국원자력연구원 제공)

　실험에서 보면 흡입된 방사선동위원소가 폐에서 완전히 없어지는 데 1주일 이상 걸렸으며 2일이 지났는 데도 60% 정도는 폐 속에서 그대로 머물렀으며 배출 중에 소량이 간과 신장에 이동되는 것을 확인을 했다고 한다. 반면 식도로 들어간 미세먼지는 이틀 만에 몸 밖으로 배출이 되었다고 한다.

　폐에 오래 머물러 있는 이유는 폐는 흉강에 의해서 간접적으로 압력을 받아서 호흡을 하는 구조라 폐의 공기가 완전히 바뀌는데 시간이 걸리는 것이며 폐에 오랫동안 미세먼지가 있는데도 소량만이 신장과 간 정도에 갔다는 것은 폐에서 혈관 내로 들어가는 것이 생각보다 쉽지 않다는 것으로 볼 수 있다.

　즉, 폐의 점막이 정상적이기만 해도 표준 미세먼지 정도는 견딜 수 있다는 것을 이 실험이 확실히 나타내주는 것이다. 이 점막의 기능을 충실하게 해야 한다는 것은 누구도 쉽게 생각할 수 있지만 어떻게 하면 되는 것인가에 대한 것은 참으로 많은 설이 있다. 다만 몇 가지 중에 확실하다고 이야기할 수 있는 것은 음식과 휴식, 그리고 물이다.

세포의 기능을 회복시키는 것에는 절대적으로 휴식이 중요하다. 점액을 분비하는 점막을 우리가 가장 잘 느낄 수 있는 곳은 눈꺼풀과 입이다. 눈이 깔깔해지고 입이 마른다는 것은 다 점막이 마르는 것의 자각증상이다. 이런 증세가 나타난다면 점막이 어떤 이유에서든 마르고 있다고 볼 수 있다. 자, 일상에서 눈이 깔깔해지고 입이 마르는 것은 어떤 일이 있을까?

잠을 못 자거나 일이 과중하여 피로가 쌓이거나 많이 굶거나 하게 되면 나타난다. 이런 일들이 잦거나 쌓이면 필연적으로 점막이 말라서 폐의 방어기전이 약해져서 미세먼지뿐만 아니라 일반적인 자극에도 저항력이 약해진다.

이는 노인들한테서 많이 볼 수가 있는데 나이가 들어갈수록 점액

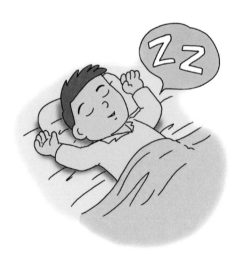

이 점점 말라져서 입이 자꾸 마르며 눈꺼풀도 건조해져서 바람만 약간 쐬도 눈물이 자꾸 나는 것이 대표적인 예이다.

한의에서는 노인들이 까닭 없이 입이 자꾸 마르는 것만 보고도 옹저, 즉 몸 내부 어디에선가 염증이나 종양이 있다고 본다. 이때 쓰는 처방을 보면 기혈을 보충시켜 원기를 회복시켜 주는 약 외에 특별히 호흡기의 진액을 도와주는 약들이 같이 포함되어 있다.

물론 환경이 너무 건조해도 그럴 수는 있는데 그것은 역으로 환경이 내 몸에 악조건이라는 것을 말하는 것이고, 개선되지 않으면 점차 건강을 보장 못하게 되며 한의에서는 '폐는 마르는 것을 싫어한다肺惡燥'고 정리하고 있다.

진액은 구성이 주로 물이다. 그래서 물 마시는 것도 아주 중요한데 물은 소화에 많은 영향을 미쳐서 식사 전후에 너무 많이 마시는 것은 좋지 않다. 이는 중요한 것이라 뒤에 따로 설명을 하겠다.

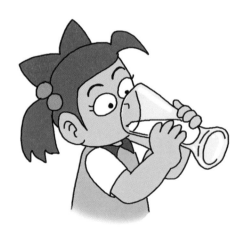

점막이 마르게 되면 기침을 할 때도 마른기침을 하게 된다. 물론 초기에는 진한 객담喀痰이 나오겠지만, 한참 시간이 지나면 객담마저 마르고 소리만 있는 마른기침이 나오게 되는데, 일시적인 경우도 있지만 오래간다면 한의에서는 좀 심각하게 생각한다. 천식이 같이 있는 경우도 많은데 이런 경우에 폐의 점막이 어떤 이유로 마르게 되었는가 판단해서 적절한 치료를 하면 대부분 회복이 된다.

요즘 이야기하는 COPDChronic Obstructive Pulmonary Disease도 결국은 폐의 진액이 마른 것이다. 폐의 방어선이 여러 가지 자극에 의해서 견디지 못하여 만성염증이 생겨서 기관지의 변형이 오는 것인데 이 병도 인체의 생명력을 믿고 꾸준히 치료를 하면 점차 호전될 수 있는 질환이다.

2) 할머니 손이 약손

한의에서 병의 증상이나 생리나 병리의 연관성으로 볼 때 호흡기와 피부는 밀접한 연관이 있다고 본다.

아이들의 경우에 콧물이 많고 콧물 기침에 쓰는 처방이 단순히 발한을 시키기만 해도 좋아지는 경우가 많다. 그리고 발열이 있으면서 기침을 많이 할 때는 불문곡직 땀을 푹 내는 방법이 아주 중요하다.

이때 발열이 있으면서 두드러기나 발진이 일어날 경우도 많은데 이것도 역시 땀을 푹 내면 없어지는 것이 많다. 우리 몸은 체온이 많이 상승하면 피부의 땀과 호흡기를 통해서 그 열을 배출하게 되어

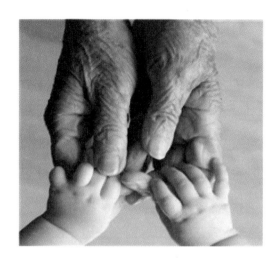

있는데 이때 충분히 열이 빠져 나가지 못하여 오는 피부병이나 호흡기 병도 상당 수 있다.

염증성 질환에 쓰는 항생제나 소염진통제의 약은 거의가 맛이 쓰다. 이것은 한의에서 쓴맛이 해열하는 것으로 보고 있는 것과 맥락이 비슷하다. 다만 한의에서는 똑같아 보이는 염증성 질환에 쓴맛으로 해열하는 것 말고 매운맛으로 땀을 내는 방법도 있다. 어떤 약을 쓸지는 한의사의 면밀한 진단 아래 구분을 한다.

피부로 호흡기의 열을 조절할 수 있다는 것은 감염병이나 호흡기 질환의 치료에서도 피부의 역할이 중요하다는 것을 말해 준다. 아토피 같은 피부 질환과 비염, 천식이나 폐렴 같은 폐 질환의 치료법이 비슷한 것은 우연이 아니다.

또한, 건포마찰이나 냉수마찰 등으로 피부를 단련시키면 감기나 호흡기에 좋은 영향을 미친다는 경험상의 이야기들이 있는데 한의에서는 어느 정도 인정이 된다. 꼭 냉수마찰이나 건포마찰이 아니더라도 평소에 등이나 어깨의 피부를 마사지하는 것은 참 좋다. 마사지가 피부의 진피층을 부드럽게 하고 충혈을 시켜서 진피층의 활동을 활발하게 해 줄 수 있기 때문이다.

특히 피부는 "할머니의 약손"처럼 슬슬 문질러 주기만 해도 참 좋은 효과가 있다. 한의학에서는 경혈이 피부에 있어서 이것을 자극을 하면 몸의 내장도 어느 정도 조절할 수가 있다고 본다.

아직 경락이론에 대해서 완전한 해설은 없지만 수많은 여러 가설 중에서 비교적 알기 쉬운 것 중에 하나를 본다면, 일단 뇌가 몸의 모든 장기와 모든 기능을 총괄하는 기능을 가지고 있다고 볼 때 자극의 종류에 따라 뇌에서는 각기 다른 반응이 나타나게 되는데 그 중에 유의한 결과가 나타나는 자극점을 계통별로 모아서 운용을 하게 되면 인위적으로 몸의 내장이나 신경계를 조절할 수 있다는 이야기이다. 가령 복통이 있을때 복통의 연관성 경혈 중에 복통의 원인과

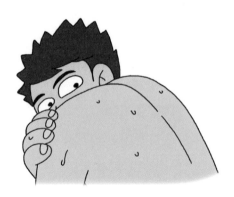

관련있는 경혈을 골라서 침이나 뜸을 놓게 되면 복통의 원인과 증상이 같이 소실이 된다는 것이다. 그러나 이것이 단순히 감각만을 속이는 것이라고 주장하는 반론들도 의사를 중심으로 있어 왔다.

예를 들면 통증이 심할 때 다른 곳에 비슷한 통증을 만들면 원래의 통증이 경감되는 경우가 많다. 한때는 이 이론으로 침의 효과를 설명한 의사들도 있었다. 물론 부분적으로는 사실이지만 침의 효과가 생각보다 근원적이고 광범위할 때가 많아서 아직도 많은 연구가들을 혼란하게 하지만 효과의 확실성 만큼은 누구도 부정할 수가 없다.

피부를 튼튼하게 한다는 것은 곧 피부의 운동성이나 피부조직의 대사기능을 활발히 해준다는 것과 같은 의미인데 결과적으로 폐의 부담을 줄여주고 피부에 저류될 수 있는 혈액의 운행을 많이 도와줄 수 있기 때문에 피부의 중요한 일인 방호벽의 기능과 면역기능 피부 아래쪽에 있는 근육의 기능 그리고 대사기능에 좋은 영향을 미친다.

꼭 심각하게 피부를 문지르거나 단련시킨다고 억지로 추운 데서 냉수를 뒤집어 쓸 필요는 없다. 다만, 같이 있는 동반자의 손과 발, 그리고 등이나 배를 슬슬 문지르기만 해도 소기의 목적을 달성할 수 있다. 그래서 노인들이 등이 가렵다고 서로 긁어주는 것도 알고 보면 건강에 꼭 필요한 일이다.

3) 환경에 맞게 체온조절을 잘하자

우리 몸의 체온조절중추는 시상하부에 있는데 37℃ 전후에 맞춰져있다.

시상하부의 체온조절중추에서 피부 점막 등 형편에 맞는 다양한 밀도로 분포된 온도감지기에서 올라오는 정보를 가지고 뇌에 순환하는 혈액의 온도와 비교해서 체온을 조절한다.

피부의 온도감지기에서 들어오는 정보가 낮은 온도의 정보가 많이 들어오면 열 발생 기능이, 이와 반대로 너무 높은 온도의 정보가 많이 들어오면 열을 배출하는 기능이 작동을 한다.

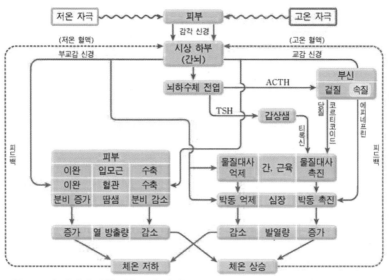

[호르몬과 신경에 의한 체온조절 과정]
*ACTH: 부신 겉질 자극 호르몬 *TSH: 갑상샘 자극 호르몬

그림을 그려놓으니 복잡해 보이지만 우리가 더울 때 하는 행동은 다 열을 식히는 방향이며, 추울 때 하는 행동은 다 열을 발생시키는 방향이라 생각하면 쉽게 이해된다.

열이 많아지면 열을 내리는 방향으로 활동하게 되는데 여기에는

폐와 피부의 모세혈관의 확장과 더불어 땀이 증발하면서 뺏어가는 기화열이 많은 비중을 차지하며 대변, 소변으로도 해결을 한다. 호흡만 하더라도 더울 때 하는 호흡과 추울 때 하는 호흡은 모양이 다르다.

더울 때는 체내의 열을 발산하려고 입까지 벌리고 대놓고 크게 호흡하면서 내쉬는 경향이 많고, 추울 때는 잔뜩 웅크리고 코로만 쉬려고 한다. 아주 추울 때는 코에다 손을 대고 찬바람을 조금이라도 따뜻하게 하려고 하면서 말이다.

인체의 체온조절장치는 아주 정교하고 잘 되어 있으나 급작스러운 변화에는 편안히 적응하기가 쉽지는 않다.

예를 들면, 운동을 끝내고 땀을 잔뜩 흘린 상태에서 찬바람이나 에어컨을 등에 대고 한참 있으면 찬기가 체내로 쑥 들어가면서 재채기나 콧물이 나오는 경우가 있다. 심할 때는 머리도 아프고 열도 살살 나기 시작한다.

더운데다 땀이 많이 나고 있는데 아이스크림 같은 찬 것을 많이 먹었을 경우 두통이 심하게 오는 경우가 있다. 콧물을 동반하는 경우도 있다.

밤에 배를 내놓고 자는 바람에 복통, 설사가 나는 경우 등은 체온조절이 부드럽게 되지 않아서 몸의 방어기전이나 불필요한 기전을 작동하게 한 경우이다.

체온조절을 잘하든 잘하지 못하든 여러 가지 불편한 증세가 나타

날 수 있는데 여기에 제일 영향을 받는 것은 다름 아닌 호흡기이다. 대표적인 것이 코막힘, 콧물이나 비염 등의 증상인데 체온조절을 잘 못할 때 호흡기에 나타나는 증상이다.

이런 식으로 호흡기에 과부하를 주는 것은 호흡기의 방어기능을 많이 떨어트린다. 아무래도 변화된 환경이나 복잡한 환경에 적응을 하려면 에너지도 많이 써야 하고, 또 전체적인 면역체계를 필요 이상으로 작동시키기도 하고, 또 여타 장부의 기능에 영향을 미치기도 하는 등 본연의 기능이 제한을 받을 수밖에 없다.

그래서 체온조절을 필요 이상으로 과하게 할 필요가 없도록 생활에서 한열을 적당히 조절하고 사는 것이 호흡기를 아끼고 보호하는 길이다.

건강할 때는 환경을 지배해 나갈 수 있으나, 건강을 잃거나 혹독한 환경에서는 몸에 오는 부담을 최대한 줄여야 한다. 그렇지 않으면 수명을 줄이게 된다.

4) 뒷목을 따뜻하게

요즘은 목도리를 하는 사람이 그다지 많지 않다. 추운 겨울을 직접 감당할 일이 별로 없고 차에서 차로, 지하에서 건물로, 또 도심은 크게 춥지가 않은지라 예전의 그 혹독한 추위를 겪을 일이 없어서일 것이다.

목은 뇌로 가는 혈관인 척추동맥이 올라가는 자리라 목에 찬 기운이 많이 가면 뇌로 가는 혈액이 차가워질 수 있기 때문에 찬기운이 닿으면 반사적으로 등과 목의 근육이 강직되어서 통증까지도 유발할 수 있다.

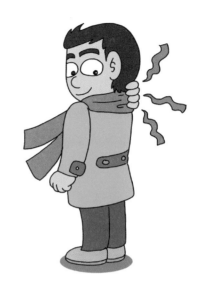

이것은 겨울에만 해당되는 것이 아니다. 여름에도 더워서 땀을 흘린 상태에서 등으로 바람을 맞으면 갑자기 썬득하면서 재채기나 콧물이 나오거나 심지어는 열이 날 때도 있다. 이것을 한의에서는 '뒷목으로 풍사風師가 들어온다' 라고 표현을 하는데 흔히 감기가 그것이다.

한의에서는 감기를 바이러스라기보다는 체온조절의 실패로 인해서 나타나는 증세라고 보고 있다. 서늘한 느낌이 뒷목이나 등쪽에 나타날 때는 빨리 뒷목을 따뜻한 손으로라도 잡고 주물주물하면 조금씩 나아지며 이때 이불이라도 덮어쓰고 따뜻한 생강차나 설탕물 등을 한잔 마시면 훨씬 좋아진다. 겨울에 바람이 많이 불 때는 목도리를 권하는 것도 그 때문이며 목을 단단히 싸매면 감기가 잘 들지 않는다.

목이 뻣뻣하면서 통증이 있는 경우 생각지도 못하게 감기로 인해서 오는 근육강직인 경우도 참으로 많은데, 강직이 심할 때는 머리나 등으로 가는 통증이 엄청나 고개를 들 수도 움직일 수도 없는 경우도 있다.

뒷목이 굳는 것은 좋은 상태가 아니다. 스트레스, 피로, 고혈압 등으로도 올 수 있기 때문에 원인에 따라 치료하는 것이 좋기는 하지만 이런 것 따지지 말고 무조건 주물러서 부드럽게 해두면 중풍 같은 큰 병의 예방에 좋다.

5) 코로 숨을 쉬자

호흡이란 생명을 이어나가는 일도 되지만, 몸에 있는 열을 내보낼 수 있는 중요한 수단이기도 하다. 이때 상기도에 해당하는 코와 인후부는 부비동과 함께 뇌의 발열을 식히는 작용과 또 외기를 폐를 위해 준비하는 구조가 잘 되어 있다.

비갑개 같은 것은 공기를 조절하기 위해서 연골이 부풀어 올랐다가 줄어드는 발기조직으로 되어 있으며 부비동은 찬공기가 좀 더 저장되어 데워져서 나갈 수 있도록 되어 있는

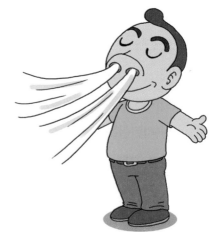

등 코를 통해서 폐로 가는 동안 폐에 적합한 공기가 되도록 되어 있다.

이 모든 것이 호흡을 제대로 하기 위한 준비인 것이다. 그런데 상기도의 감염이나 비염, 축농증 등이 생기면 그것을 제대로 사용을 못하며 또 습관적으로 입을 벌려서 입호흡을 하는 사람들 역시 이 상기도의 기능을 제대로 사용을 못하게 되어 호흡기에 부담을 주게 된다.

달리기를 하면 자동적으로 입으로 호흡을 하게 된다. 이는 심폐에서 배출되는 열들이 워낙 많으니 이 열을 대량으로 발산하기 위한 비상수단으로 입을 벌려서 호흡을 하게 되어 있는 것이지 정식호흡 루트는 아니다.

하지만 장기간의 상기도 감염이나 코막힘 등으로 입을 벌려서 호흡하는 것이 습관이 된 경우는 상기도에 아무런 이상이 없는데도 입호흡을 하는 경우가 있다. 입호흡은 비상시에 하는 것이지 평상시에도 계속 지속이 된다면 호흡기에 상당한 부담을 줄 수가 있다. 입호흡의 대표적인 사례는 잘 때 입을 벌리고 자면서 코를 고는 것이다.

이는 자는 동안의 편안한 호흡을 유지할 수가 없고 심해지면 연구개가 혀와 함께 기도를 일순간 막음으로 인해서 호흡에 상당한 지장을 초래할 수가 있으며 수면 중에 길고 긴 무호흡도 유발할 수가 있다.

이것은 뇌에도 상당한 부담을 줄 수 있으며 자칫하면 수면 중에 불상사가 일어날 수도 있다.

입호흡은 폐로 가는 공기의 온도조절과 여과뿐만 아니라 뇌열의 발산에 있어서 상당한 지장을 줄 수가 있다. 해부학상 뇌의 바로 아래에 비강이 위치하고 있으며 부비동도 뇌의 앞부분과 하부를 둘러싸고 있으면서 비강과 부비동의 공기순환이 뇌열의 발산에 상당한 공능이 있기 때문인데 이것이 여의치 않으면 뇌의 열이 올라가게 되며 마치 한증탕에 있는 것과 같은 상태가 된다.

당장 아이들을 보라. 입이 벌어져 있는 아이는 호흡기에 부담을 많이 가지고 있으며 결과적으로 뇌가 열을 받고 있는 아이라는 것을 알아야한다. 이럴 경우에 방치하는 것은 아이의 정상적인 성장에 상당한 불리를 초래할 수가 있으니 원인을 살펴서 조정해줘야 한다.

3. 몸속의 의사가 활동을 잘하려면?

1) 체온을 떨어뜨리지 말자

일반적으로 체온이 1도 떨어지는 경우 면역력이 30% 감소하고, 1도 오르면 5배 높아진다고 한다.

우리가 염증이나 감염이 생기면 일반적으로 열이 오른다. 이는 병원균의 열독pyrogen으로 인한 경우도 있지만, 인체가 감염이 되면 체온을 올려서 면역의 반응성을 좋게 하는 노력인 경우도 많다. 그렇다고 늘 체온이 무조건 올라있으면 좋을 것 같지만 높은 체온을 유지를 하려면 에너지가 많이 필요하기 때문에 적정 체온은 에너지에 대한 비용과 반응성과의 상관관계에서 합리적인 선으로 정해져 있다. 평소에는 면역이나 효소 반응에 지장이 없을 만한 최저 온도를 유지하고 있다가 비상 상황이 생기면 체온을 올리는 노력을 하여서 반응성을 올리는 기전을 가지고 있는 것이다.

추운 곳에 있을 때 처음에는 몸에서 발산되는 열을 줄이려는 노력을 하다가 나중에는 교감신경계의 활동이 시작되면서 열 발생기전이 작동하여 열 생산을 점차 증가시키게 되는데, 대표적인 활동이 입모근이 수축하며 전율과 강직 등으로 온몸의 근육을 활동시키게 되고 그래도 추우면 의도적으로 뛰거나, 껴안거나, 옷을 껴입거나 따뜻한 곳을 찾게 된다. 이런 활동은 물론 공짜가 아니다. 추운 곳에서 떨고 나면 피곤해지고 따뜻한 곳이나 집에 돌아왔을 때 정신없이 자게 되는 것은 다 부족해진 에너지를 보충하려는 노력이다.

정상적인 인체는 면역과 기타 생체반응에 적정 온도의 가장 낮은

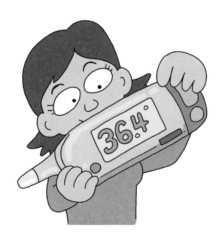

온도를 유지하고 있으니 식생활의 잘못으로 너무 많이 체온을 떨어뜨리게 되면 면역반응이나 기타 정상적인 생체의 기능도 감소하게 된다. 다만 예전과 달리 요즈음은 영양상태가 좋아서 체온을 유지하는 데 드는 에너지인 영양소의 부족은 큰 문제가 되지는 않지만, 극심한 다이어트나 과로, 질환 등으로 체력이 떨어졌을 때는 상당한 부담이 될 수 있으니 이런 사람들은 보온에 많은 신경을 써야 한다. 대부분의 암은 체온이 낮은 상태에서 진행되고 있다는 점을 명심하자.

2) 에어컨과 냉장고를 조금 멀리하자

에어컨과 냉장고는 우리 생활을 너무도 많이 바꿨다. 예전에는 임금님이 하사한 그 귀하디귀한 여름의 얼음을 요즘은 화장실의 소변기에까지 사용할 수 있게 되었고, 팥빙수가 여름의 별미에서 점차 너무 흔해져서 별미 취급도 못 받게 될 지경까지 이르렀다.

동물이나 인체는 살면서 계절에 적응하게 되어 있는데 여름에는 피부에 땀이 늘 차 있고 피부도 연하게 되어 있으며 겨울은 이와 반대로 피부가 건조해지며 각질이 좀 더 많아진다. 그것은 전체적인 혈액량이 겨울에는 줄어들고 여름에는 남아서 그런 것이 아니고 여름에는 내장의 혈액이 줄어들고 피부의 혈액이 증가하여 열의 발산에 중점을 두고 있으며 겨울에는 피부의 혈액이 내장으로 많이 흐르게 되고 에너지로 저장을 많이 하게 되어 피하지방이 발달하며 내장의 기능이 활발해지게 되어 있다.

　현대인들은 이제 여름에도 차게 지내고 또 찬 것을 마음대로 먹을 수 있게 되었지만, 수천 년간 내려온 계절의 변화는 우리 생체 내에도 리듬을 만들어서 단시간에 맘대로 바꿀 수 없는 상황이 되었다. 여름과 겨울의 피부는 아무리 에어컨 밑에 있다고 해도 같을 수 없으며, 에어컨의 온도가 아무리 낮게 책정이 되어 있어도 소파에 앉아있으면 엉덩이 밑으로 흐르는 열기나 땀은 피할 수가 없다.

　여름에는 내장의 방어력이 많이 떨어지게 되는데 거기에 찬 것까지 많이 먹게 되면 내장의 기능에 많은 부담을 주게 되어 소화력뿐만 아니라 방호력까지 떨어지게 된다. 그러므로 병원균의 입장에서는 여름이 번식과 활동하기가 좋아서 여름에 음식으로 인한 질환이

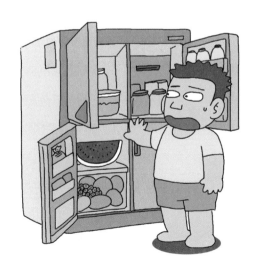

많이 생기게 된다.

더위가 부담을 많이 주는 곳은 뇌와 심폐인데 열을 발산하기 위해서 가장 노력을 많이 하다 보니 열이 상대적으로 많은 곳이 얼굴에서는 입이며 몸에서는 흉격이라 입에서는 늘 찬 것을 찾게 되며 찬 것을 먹으면 가슴도 시원해진다.

반면에 찬 것을 많이 먹으면 내장의 기능이 떨어지며 내장의 율동이 약해지게 되며 위나 내장의 소화액의 반응성을 떨어트리게 되어 소화력이 떨어지며 종내에는 배가 많이 나오게 되어 있다.

여름에 차가운 음료나 에어컨 등으로 몸을 너무 차게 하면 내장의 활력이 떨어지고 피부조직의 대사기능이 떨어져 비만이나 피부의 트러블이 많이 생기게 되는데 한방에서는 위나 내장의 기능이 떨어져서 오는 이런 병들을 모아서 담음痰飮이라고 한다. 이 담음은 양의학에서는 원래 없는 개념인데 요즈음은 대사질환이라고 하면서 조금씩 비슷한 이야기를 하는 분위기이다.

예로부터 10병9담十病九痰이라고 하여 한의에서는 거의 모든 병의 근원으로 보고 있다.

담음을 제거하는 약이 들어가는 처방은 그 수가 헤아릴 수 없이 많다. 그 약 중에서 대표적인 것이 생강인데 이 생강의 성질은 아주 뜨겁다고 보고 있다.

식사하고 난 뒤에 입이 마른 것은 과식한 것으로 보며 이때는 뜨거운 물을 후후 불면서 마시면 속이 시원해지고 내려가는데 이것만 봐도 온도가 내장에 미치는 영향이 어떠한지 알만하다.

어릴 때나, 나이가 들었을 때나, 건강하지 않을 때는 몸에 미치는 환경의 영향이 커지게 되는데 차가운 물이나 음식은 굉장한 부담이 될 수 있는 것이니 조심하고 또 조심해야 한다.

3) 천천히 먹는 것과 적게 먹는 것

청나라에 이청운李靑雲이라는 한의사가 있었는데 청 황실에서 150세 생일을 축하한다는 공식문서가 발견되어 확실한 기록으로 남아 있는 장수자이다. 24명의 부인과 180명의 후손을 남겼으며 200세가 넘은 나이에도 중년의 모습이었다고 한다.

그 비결이 늘 조용한 마음을 가지고 거북이처럼 앉고, 비둘기처럼 걸어다니며, 개처럼 잠을 자고, 식사는 규칙적인 채식과 배부르지 않게 먹는 것과 여러 번에 나눠서 적게 먹고 한꺼번에 많이 먹지 않

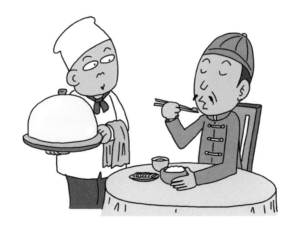

는 것을 실천을 했다고 하는데 중국의 기록이라 다 믿기는 힘들지만 1/3로 깎아서 보더라도 대단하다.

　마음과 몸에 관한 것은 차치하고 소화에 관한 이야기는 아주 그럴 듯하다. 이청운과 같은 방법으로 소식을 하고 규칙적인 채식을 한다면 일단은 소화에 부담은 없을 것 같고 편식은 아니니 영양도 부족하지 않을 것 같으며, 여러 번에 나누어서 먹는다는 것도 아마 많은 횟수는 아닐 것으로 생각되는데 많은 횟수로 나누어 먹게 되면 결국 위장관에 부담을 줄 수 있어서 아마 세끼에다가 간식 정도로 한두 번쯤 더 먹었을 것이다.

　또 중요한 한 가지는 식사를 천천히 해야 한다. 꼭꼭 여러 번 씹어서 먹으라는 말도 되지만 사실은 천천히 먹게 되면 과식할 수가 없게 된다. 이유는 포만감을 느끼는 감각은 상당히 복잡하고 고난도의 감각이라 작동하는데 시간이 5~10분 가량 걸린다고 하는데 빨리 먹는 사람은 이 시간에 벌써 세 그릇은 먹을 수 있기 때문이다. 우리가 모여서 즐겁고도 경쟁적으로 맛있게 먹고 좀 지나면 점점 더 배가 불러오는 것도 포만감을 느끼는 시간보다 더 빨리 식사를 해서 그런 것이다.

　이렇게 계속 급하게 많이 먹다 보면 위를 상하게 되는데 개선하지 않으면 식적食積이 된다. 급성으로 생기면 팔다리에 힘이 빠지고 심해지면 휘기까지 하며, 만성의 경우에는 피부 쪽의 병변이 보통인데 아토피라고 치료를 아무리 해도 식사방법이 개선되지 않으면 낫지 않는다.

과식 후에 다리에 힘이 빠진다는 것을 이해를 못하는 사람이 많은데 과식한 강아지가 제대로 걷지 못해서 배를 끌고 기어 다니게 되는 것을 아는 사람은 알 것이다.

사람도 마찬가지다. 체질에 따라 먹는 양이 정해져 있는데 그것보다 많이 먹게 되면 피부나 성장에 지장을 초래한다. 그리고 식적이 감기처럼 몸에 열이 나는 경우가 있는데 이것은 면역기능에 이상이 생겼다는 신호이다.

4) 사랑하는 마음

어릴 때는 입양을 받은 엄마한테서 늘 학대를 받으면서 살았고 뇌에 이상이 생겨서 감정을 제대로 표현하지 못하고 불안하거나 힘들면 발작적으로 웃게 되는 병을 갖는 바람에 평생을 손가락질과 이상

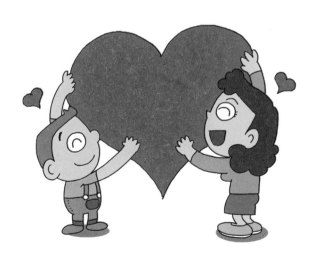

한 사람 취급을 받던 심약한 사람이 악당 중의 악당으로 바뀌어 가는 과정을 그린 영화 〈조커〉가 전혀 억지스러워 보이지 않는 것은 그렇게 뼛속까지 파고든 외로움과 절망과 분노의 표출 방향이 타인에게 향한다면 그렇게 될 수도 있겠다는 생각이 들어서다.

존경하는 김수환 추기경님이 생전에 하시던 '내 탓이오' 라는 운동은 남의 탓을 하면서 점점 악해져가는 세상의 모습을 보면서 사회를 바로 잡아보겠다는 맘의 발로였을 것이다.

판도라 상자 속에 질병, 고난, 불행 등의 세상의 모든 악이 있었지만 그래도 맨 밑바닥에 깔려있던 약하디약한 희망이 세상의 그 무서운 모든 악을 견딜 수 있게 만드는 것이라면 세상이 아름다워 보이고 그 세상의 주인공으로 살게 해주는 것은 단연코 사랑이다.

좋아하거나, 사랑하거나, 행복하거나 하는 것은 세상을 살아가는 이유에 가깝다.

세상에서 가장 강한 사랑이 모성애라고 하는 것은 주기만 하는 사랑이라서 그럴 것이다. 그래서 엄마가 세상에서 가장 강한지도 모르겠다.

사랑하는 것은 사랑받는 것보다 행복하다고 어느 시인이 이야기했지만, 그만큼 괴롭기도 한 것이 또 사랑이다. 아픈 아이와 그 엄마의 뇌 영상을 같이 찍어보니 병에 걸린 아이와 병에 걸리지 않은 엄마의 뇌 영상이 거의 비슷하게 나오더라는 결과의 심리학 연구가 있었다. 엄마의 그 숭고한 사랑과 비교되지는 않겠지만 그래도 사랑하는 사람 간에는 다 그런 공감대가 있을 것이다.

건강과 사랑과 무슨 관계가 있을까 싶지만 사랑이 있는 사람과 없는 사람은 살아가고 겪는 세상이 틀린 세상이다. 사랑이 없는 사람의 주변에는 사람보다는 해결해야 할 일과 외로움만 가득할 뿐 그나마 일이라도 있으면 다행인데 그마저 없는 사람은 정말로 추운 겨울만 남아있을 것이다.

　세상을 지옥으로 만드는 가장 빠른 방법은 주위의 사람을 미워하면 되고, 세상을 천국으로 만드는 가장 쉬운 방법은 주위의 사람을 모두 사랑하면 된다고 했는데 이 말은 세상 사는 진리라고 생각한다.

　주변 사람을 사랑하는 것, 그것이 건강의 첫걸음이요, 더 나아가 행복한 인생의 기본바탕이다.

03. 건강한 인체 사용법

혹자는 폐를 튼튼하게 하면 모든 병이 사라진다고 하는데 어느 정도는 맞는 말이지만 인체에는 폐만 있는 것이 아니고 오장육부 다 골고루 중요하다.

그 이야기는 최근 오염된 공기와 울증까지 감당하는 폐가 가장 활동을 많이 한다는 이야기로 이해하는 것이 좋을 것이다. 인체의 오장육부가 다 유기적으로 서로 연관성이 있다고 보는 입장에서는 어느 장부든 홀로 독야청청하기는 힘든 상황이라 폐말고 비장을 튼튼하게 한다고 이야기해도 결과는 아마 같을 것이다.

이것은 나라로 비유하자면 국방부만 강하다고 나라가 튼튼해질 것 같지만 행안부나 외교부 등이 받쳐주지 않으면 가당치도 않는 것과 같은 이야기이다.

인체는 정부 조직과 달리 참으로 다행스럽게도 유기적으로 잘 움직이기 때문에 어느 한 장부만 독주를 하지 않고 건강을 골고루 나누어 갖는다. 그래서 오장을 각각 튼튼하게 하는 것에 너무 심각하게 고민할 필요 없이 적당한 운동과 영양, 그리고 휴식만 하면 전체가 골고루 튼튼해지게 된다. 약으로 건강을 유지하는 것은 피로가 쌓여서 풀 수 없을 때나 혹은 병이 있을 때나 하는 것이며 일반적인 경우는 건강 유지에 운동과 영양과 휴식만으로도 충분하다.

1) 운동은 평생 몸에서 떼면 안 된다

운동은 몸의 운행을 순조롭게 하면서 근력을 발달시키고 뇌 기능 등을 활발히 하여 치매가 오지 않도록 하며 노화나 심혈관계 질환이나 대사성 질환에는 더할 나위 없이 좋다. 가장 적당한 운동량은 그 다음날 컨디션이 좋을 정도로 하는 것이 이상적이며, 한 달에 한두 번 정도는 온몸이 뻐근할 정도로 하는 것이 필요하다.

이것은 간혹 무리도 해줘야 몸이 긴장을 해서 대사기능이 활발해지기 때문이다. 그러나 운동이 몸에 좋다고 근력이 약하거나 체력이 떨어지거나 피곤하면 무조건 운동으로 해결하려는 사람들이 많아졌는데 운동선수가 가장 단명한다는 사실도 알아야 한다.

운동이란 따지고 보면 몸에 있는 영양소와 몸의 조직을 소모하는 것이기 때문에 과하게 하면 근력은 늘 수도 있겠지만 체력과 몸의 저항력으로 나타나는 건강에는 좋을 수가 없다. 그 결과는 피로와 통증, 그리고 질병들로 나타날 수 있다.

초기에 흔히 나타나는 질병에는 몸살부터 시작하여 감기 같은 호흡기 질환에 노출이 쉽게 되며 나중에는 생명의 위협을 느낄 수도 있는 질환들이 차례차례 나타나게 된다. 감기가 오랫동안 치료가 되지 않고 계속 연속이 된다면 바쁜 생활이나 운동량이 너무 많아서 계속 과로하고 있는 것은 아닌지 돌아보는 것도 좋다. 한의에서는 이런 경우에 오는 감기는 체력을 회복시키는 약들과 함께 쓰면서 증상을 돌보게 되어 있다.

2) 식사는 천천히 골고루 그리고 음식 맛을 느끼면서...

현대인들은 흔히 밥 먹는 속도가 많이 빠른데 이것이 위에 부담을 주는 경우가 많아 불규칙한 식사와 과식으로 인한 질병이 많다.

체질론이 나오고 나서 가장 병폐라고 생각되는 것은 편식을 조장하는 것이다. 체질에 따라 더 좋은 음식과 나쁜 음식이 있는 것은 인정할 수 있지만 건강한 사람들한테까지 적용시키는 것은 오히려 건강에 별로 좋지 않다고 본다.

체질에 맞는 음식만 늘 먹는다고 볼 때 처음에는 몸에 좋을 수 있겠지만 계속 편향된 음식을 먹는다면 몸의 상태가 바뀌어 더 이상 필요 없는 음식이 될 수 있기 때문이다. 또 몸에 나쁘다는 음식도 조금씩은 먹는 것이 몸에 나쁜 음식을 처리하는 훈련의 의미에서는 좋을 수 있기 때문에 무엇이든 밥상 위에 올라온 것은 골고루 조금씩이라도 다 먹는 것이 건강에 좋다.

식사는 다양한 향기를 가지고 있는데 맛은 냄새와 함께 작용을 한다. 좋은 음식 냄새는 좋은 아로마 향과 같이 건강에도 좋고 정서에도 좋은데다 좋은 음식의 맛까지 더해지면 소화도 잘되고 위의 부담도 없다. 여기다 느리고도 편안한 좋아하는 음악까지 들으면서 맛을 음미하면서 먹는다면 금상첨화일 것이다.

3) 적당한 휴식은 건강의 친구

요즘 현대인들이 가장 못 하는 것이 휴식이다. 여기에서 휴식이란 바짝 긴장되어 있는 심신을 느슨하게 편안하게 놓아버리는 것을 이야기한다.

현대는 바쁘게 돌아가는 일상과 핸드폰에 매여 살면서 끊어지면 죽을 것 같은 네트워크와에 밤낮없는 콘텐츠에 익사하기 직전인 사람들로 채워지고 있다. 활이나 현악기 같은 팽팽하게 당겨서 사용을 하는 모든 것은 다 쓰고 나면 느슨하게 풀어놓는 이유는 긴장되어 있는 줄의 수명과 당기고 있는 본체의 수명을 위해서인데 이는 사람도 마찬가지로 늘 긴장해서 살고 있다면 건강은 담보하지 못한다.

운동과 휴식은 서로 상호 보완적인데 휴식이 너무 많아도 몸의 기혈이 정체하고, 운동만 너무 많이 해도 몸의 기혈에 손상이 많아지며, 긴장을 너무 많이 해도 울화가 생기는데 그렇다고 너무 긴장이 없으면 의욕이 없어진다.

모든 것이 디지털화되어 가는 세상에 사람은 아직도 온전히 아날로그라 서로 간의 괴리가 늘 있게 되어 있으니 편안히 모든 것을 내려놓고 휴식을 취할 수 있는 시간을 짧게라도 매일매일 가지는 것이 좋다.

독서나 스포츠, 명상, 수면, 체조, 친구와 수다 떨기, 여행 등 수많은 휴식이 있지만 가장 중요한 것은 마음을 한가롭게 하는 것이다. 그래서 많은 사람들이 바쁘고 여유 없는 세상에 모든 것을 풀어놓고

위로받을 수 있는 종교에 몰리는 지도 모른다.

제5장

한열(寒熱) 체질 정도는 알자

한열寒熱은 우리나라 사람은 원래가 다 알고 있던 개념이다. 요즈음은 다들 서양의학에 몰입하다 보니 점점 잊혀지다가 최근에 다시 관심이 생기고 있는 개념이 되었다.

타고난 체질은 변화시킬 수가 없지만 환경과 세월 그리고 음식에 따라 발현되는 상태는 점점 변해간다. 한열체질의 입장에서는 건강하다는 것은 열이 많은 것도 아니고 적은 것도 아니다. 적당히 섞여있는 것이 건강한 상태이다.

건강을 유지하고 개선하는데 가장 중요한 것은 음식이다. 음식의 양과 먹는 속도 그리고 또 중요한 것은 음식의 성질이 나하고 맞는지 안 맞는지이다. 보통 전래의 먹거리는 골고루만 먹으면 전혀 문제가 없다. 그러나 요즘같이 편식을 강요하는 세상에서는 내 상태와 음식의 상태를 알고 서로 조화롭게 먹는 지혜가 필요하다. 같은 음식을 3일만 먹으면 중독이 된다고 하는 선인들의 말씀은 새겨들을 만하다.

모쪼록 자기 체질에 대하여 적어도 한과 열에 대해서 만이라도 이해가 있어서 미세먼지 등으로 대변되는 혹독한 환경속에서도 건강을 유지할 수 있다면 더할 나위 없겠다.

01. 항진되기 쉬운 열(熱)체질과 저하되기 쉬운 한(寒)체질

한의에서 체질을 나누는 것은 똑같은 질환이라도 환자의 오장 기능의 장단점에 따라 증세가 다르게 나타나며, 병세의 경과도 다르게 나타나기 때문이다. 한의학의 원전에 의하면 음양오행체질, 오체질 등이 소개되어 있으며 최근에 와서 사상체질 등으로 귀결되면서 점점 구체화되면서 발전해 가고 있다.

그런 체질들 가운데서도 한열만 따지는 것을 한열체질이라고 하자. 이 한열체질은 정식으로 된 체질이라기보다는 한의의 진단치료 과정에서 크게 바탕에 깔고 있는 이론이다. 예전에는 다들 아는 이야기였지만 요즘은 점점 잊혀져가고 있는 편이다.

한열체질은 질병, 증상, 환경 그리고 인체를 열이 많으냐 적으냐에 대한 관점으로 구분하는 것을 말한다. 다들 더위를 많이 타면 열이 많다고 생각하고, 추위를 많이 타면 열이 적다고 생각하는 것이 일반적이다. 또 손이 차면 몸이 차다고 생각하고, 손이 뜨거우면 몸에 열이 많다고 생각하는 사람도 많다. 흔히들 열이 많다고 하면 자기 체온이 높은 것으로 알고 있지만 한의에서의 한열은 꼭 체온의 이야기만은 아니다.

체온뿐이라면 문제될 것이 하나도 없다. 체온계를 사용하면 바로 알 수 있고, 체온계만으로 판단할 수 있다면 너무도 행복할 것 같다. 그렇지만 한의의 입장에서 열이 많냐 적냐는 이런 것만으로 구분되지 않는다.

사상체질의 창시자인 이제마 선생이 소음인의 질병에서 열이 펄펄 나는데도 열 나면 절대 못 쓴다는 인삼, 부자를 열이 떨어질 때까지 점점 더 많은 양을 처방한 것이 소음인의 조문에 나온다. 이것은 한의에서 열이라는 것은 재서 나타나는 체온이 아니라는 말이다.

내 개인적으로도 한열과 관계해서 학생 때 가장 많이 헷갈린 것이 인삼이었다. 성질이 따뜻해서 열이 있으면 못 쓴다고 해놓고는 열이 나는 감기와 번갈에 인삼을 쓴 처방이 참으로 많아서 뭐 이런 경우가 다 있나? 도대체 열도 많은데 왜 인삼을 썼을까 하는 생각으로 골머리를 싸맨 기억이 난다.

인체는 열이 나면 자동적으로 말초 순환이 많아져서 체온을 떨어뜨리는 기전을 가지고 있다.

식사를 하거나 덥거나 운동 또는 감기 등으로 인해서 몸속의 열이 생기게 되면 이 기전이 작동하여 해열이 되는 것이 일반적이다. 다만 이렇게 땀을 내서 해열을 해도 그 열이 전혀 미동도 안 하는 사람도 있고, 반대로 기운이 떨어져서 녹초가 되는 사람이나 땀이 안 나고 붓기만 하는 사람도 있으며, 땀을 내고 나서는 오한이 생겨서 감당하지 못하는 사람도 있는데 이렇듯 차이가 있는 것은 질병의 문제도 있겠지만 체질에서 비롯된 것도 상당히 많다.

한열체질에서 열이 있다는 것은 몸이 어떤 이유에서든 균형이 깨지면 대사기능이 항진되는 쪽으로 진행되는 것이라고 생각하면 아마 큰 오류는 없을 것이다.

차다는 것은 반대로 대사기능과 운행의 힘이 떨어지는 경우이다. 대체적으로 일이 많거나 스트레스를 받을 때 몸에 열이 나는 사람은 열체질이 많고, 오히려 처지거나 추위를 타는 사람이나 식은땀이 나는 사람은 한체질이 많다.

치료적인 면에서 본다면 열체질인 사람은 열이 오르기 쉬우니 좀 더 냉한 음식이나 약을 쓸 수 있다는 말이고, 찬체질의 사람은 대사기능이 떨어지기 쉬워서 만약 발열이 있더라도 보상적으로 열이 난다고 보기 때문에 따뜻한 음식이나 약을 쓰게 되어 있다. 실제 임상에서도 해열제로도 잘 떨어지지 않는 열이 오히려 열을 보태는 방향으로 치료를 했을 때 드라마틱하게 내리는 경우도 많이 본다.

02. 열체질과 한체질의 구분 방법

열체질과 한체질이 뭔가를 이해했으면 이제 구분법을 이야기해 보자. 양의학적인 사고에 있는 사람은 체질이 무슨 소용이냐고 물을 것이다. 왜냐하면 자연계에 있는 모든 것들은 어떤 분야로 보든 평범한 것이 가장 많을 수밖에 없다. 양의학이 체질을 무시하고도 건재할 수 있는 이유는 평균치에 몰린 사람들이 그래도 가장 많기 때문일 것이다.

사실 체질이 구분이 간다는 이야기는 평균치에 포함된 사람들의 이야기가 아니다. 그래서 체질론으로 전형적이라고 이야기할 수 있는 사람들은 의외로 많지 않다. 필자의 생각으로는 5명 중 1명 정도라고 보고 있다.

아래에 한열체질을 판단할 수 있는 키워드를 모아뒀으니 많이 나타나는 경향이 있는 쪽을 택하면 된다. 다만 골고루 섞여서 나타난다면 한열에 있어서는 평온한 체질, 즉 구분할 수 없는 체질이겠거니 하고 생각하면 된다. 이 한이나 열이란 것도 결국은 환자를 보기 위해서 만들어진 개념이라 조건에 맞지 않는 사람은 이 개념으로 치료하지 않는다.

더 큰 범위로 한의에는 팔강이란 것이 있는데 한열은 그 중의 한 카테고리에 속한다. 팔강八綱이란 음양陰陽, 표리表裏, 한열寒熱, 허실

虛實을 말하는 것으로 한의의 진단방법의 기본방침인데 병소의 위치와 질병의 성질을 구분하기 위하여 도입한 개념이다. 간혹 이 팔강으로도 명확하게 잘 되지 않는 경우가 있는데 그런 경우에는 고생을 좀 한다. 진료가 10분 내로 끝나는 경우도 있고 1시간이 넘는 경우가 있는 이유가 그러한 때문이다.

체질론에서 가장 걱정되는 것은 어떤 체질이라고 판정을 해주면 거기에 매여서 편식을 하는 것이다. 물론 체질에 맞는 음식이 몸에 좋은 것은 확실하다. 그렇지만 아무리 좋다고 하더라도 꾸준히 편식을 하는 것은 종내에는 결국 그 좋은 음식이 독으로도 작용할 수 있으니 건강한 사람은 구분 없이 골고루 먹는 것이 가장 좋다.

■ 찬 체질(한체질)

▷불변

키가 크다. (팔다리가 길다.)

전체적으로 길쭉길쭉한 느낌이다.

얼굴이 길다.

피부가 희다.

아랫배 넓이가 넓다.

소극적이다.

손바닥이 희거나 푸른 혈관이 보인다.

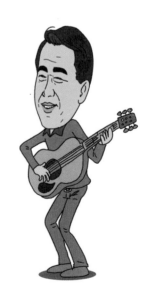

▷가변

눈빛이 잠잠하다. 살이 많지 않다.

비린 것을 싫어한다.

체취가 없는 편이다. 입냄새는 별로 없다.

이불을 잘 덮어쓴다.

땀이 별로 없다. 땀 흘리게 되면 추위를 탄다.

많이 먹지는 않는다.

말이 크지 않고 느린 편이다.

■ 뜨거운 체질

▷불변

키가 작다. (몸통이 크다.)

전체적으로 부풀어 있는 느낌이다.

얼굴이 둥글다.

피부가 붉거나 검다.

흉곽이 크다.

활동적이다.

손바닥이 붉은 편이다.

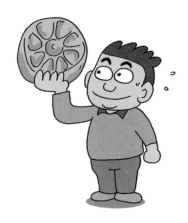

▷가변

얼굴에 잡티나 여드름이나 종기가 잘 나는 편이다.

눈빛이 형형하고 살이 단단하고 많은 편이다.

체취가 많이 난다. 입냄새도 많다.

이불을 덮으면 답답해한다.

땀이 많은 편이고 땀흘리면 시원하다.

말이 빠르다 못해 더듬기까지 한다.

뭐든지 잘 먹는 편이다.

■ 평온한 체질(평체질)

한열체질을 알고 싶다면 위에 나오는 키워드에서 많이 포함된 쪽으로 결정하면 된다. 골고루 섞여 있거나 구분하기 힘들어서 어느 쪽에 포함되어야 할지 알기 어려운 사람도 있는데 이런 사람들은 한열로 나누는 체질에서는 평온한 체질이라고 보며 음식도 평온하게 먹으면 된다.

여기에서 나오는 키워드에는 키나 얼굴형 같이 바뀔 수 없는 상태와 얼굴색이나 여드름 같이 바뀔 수 있는 상태가 같이 포함되어 있는데 체질에서는 바뀔 수 없는 상태를 우선으로 판단하며 바뀔 수 있는 것은 증상으로만 봐야 할 때도 많다.

증상으로 나타나는 한열은 몸의 컨디션에 따라 변하기 때문에 체질적인 요소로 보기는 힘들지만 사는 환경과 습관을 반영하는 것이라 치료나 식이에서는 중요한 포인트가 될 수도 있기 때문에 함께 고려를 하는 것이 좋다. 만약 찬 체질의 형태를 가진 사람이 뜨거운 체질의 증상을 가지고 있다면 특별한 이유가 없는 한 당장은 평온한 체질로 판단을 해도 무방하며 반대의 상태도 마찬가지다.

03. 한열체질과 사상체질과의 관계
–일반적인 방법

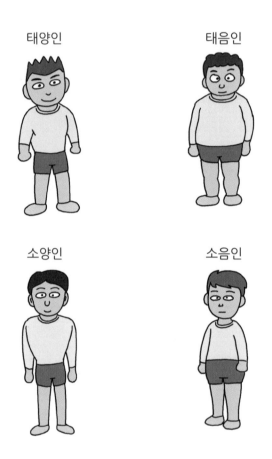

태양인 태음인

소양인 소음인

　한의의 체질 중에 가장 정리가 잘 되어 있고 탄탄한 이론과 실제가 잘 연계되어 있는 것이 사상체질이다. 사상체질의 기본이론은 심장은 변화의 여지가 없다고 보고 비장과 신장, 폐와 간의 기능을 비교해서 만들어졌다.

소음인은 신장의 기능은 활발한 대신 비장의 기능이 작으며, 소양인은 신장의 기능은 적은 대신 비장의 기능은 크다. 태음인은 폐의 기능은 작은 대신 간의 기능이 크며, 태양인은 폐의 기능이 큰 대신에 간의 기능은 작다.

간략히 설명을 한다면 소음인은 신대비소하여 작고 아담하지만 엉덩이가 큰 경우가 많고, 가슴이 작아서 한복이 잘 어울리며 단아하고 조용하며 일 처리가 완벽한 경우가 많다. 그렇지만 요즈음은 영양이 좋아서인지 체격이 큰 사람도 의외로 많다.

소양인은 비대신소하여 보통 어깨가 넓고 엉덩이가 작으며 키도 커서 양장의 핏이 좋은 경우가 많으며, 위장 기능이 좋아서 잘 먹으며 먹어도 살찌지 않는 경우가 많으며, 명랑하고 황당한 이야기를 참으로 명쾌하게 하는 경우가 많다. 찬 것을 먹어도 배가 잘 나오지 않고, 신장이 약해서 잘 붓지만 겉으로 표시는 별로 나지를 않으며 주로 열이 나는 병들이 많다.

태음인은 간대폐소하여 배의 크기가 크며 잘 먹는 편이며, 말이 없으며 조용한 편이고, 가만이 있으면 꼭 화난 사람 같을 때가 많으며, 이야기에 조리가 없어 보이는데 이는 많은 생각을 머리에 담고 있어서 그럴 것이지 결코 사고에 조리가 없지는 않다. 땀을 많이 흘리고 나면 몸이 가벼워지며 밥을 먹고도 맛있는 것을 보면 먹은 만큼 더 먹을 수도 있는 능력이 있다.

태음인은 열성과 한성으로 나뉘는데 간의 열이 많은 태음인은 열이 있으며 간의 기능이 비교적 약한 태음인은 열이 많지는 않다. 그래도 태음인들의 단점인 과식이 심하면 열이 많으며 땀이 나지 않으면서 피부에 종기가 나는 사람들이 많다.

이 체질은 많이 먹어서 위열이 생긴 것도 영향을 미치기 때문에 식사량을 줄이면 열이 줄어드는 경우가 있는데 태음인의 병리에 큰 변수에 해당한다.

태양인은 숫자가 드물어서 그렇지 구분하기는 별로 어렵지 않다고 하는데 아쉽게도 전형적인 태양인이라고 판단을 하고 치료를 해본 적이 거의 없어서 별로 할 말이 없다. 다만 서늘한 약과 가볍고 맑은 약을 주로 쓴 처방으로 미루어 보건데 심폐 쪽에 화가 있는 사람이 많을 것 같다.

소음인은 비·위장의 기능이 약해서 보통은 소식을 하는데 체질적으로는 찬 경우가 많다. 다만 신장의 기능이 큰 관계로 병리적으로는 감기나 염증성 질환이나 식중독 등이 있어서 급병이 있을 때는 열이 날 때가 있다. 보통은 감염이나 식중독 등으로 인해서 급병이 될 때 나타나는 병리이다. 그 외에는 찬 것이 보통이며 열이 있어도 뜨거운 약으로 치료하고 있다.

소양인은 비·위장의 기능이 발달하여 말라도 열이 있는 경우가 많으며 보기에는 차 보이는데 약을 써보면 따뜻한 약은 별로 좋아하지는 않는다. 위장의 기능이 좋아서 체질에 맞지 않거나 심지어는 웬만큼 쉰 음식도 별 탈 없이 소화를 한다.

소양인들은 진액이 모자라는 것이 열로 반응이 나타나는 것이라

약이 거의 진액을 돕는 약들이 많다. 즉 실제로 열이 심하게 있다기 보다는 열이 치솟을 때 관리가 잘 안 되는 경우가 많다. 그래서 열을 치는 처방들도 있지만 결국은 진액을 보충해줘야 하는 경우가 많다.

사상체질에서 한열의 문제는 소음인 성향과 한성태음인 성향에서 한체질과 유사한 점이 나타나며 열성태음인과 소양인, 태양인은 열 체질과 유사한 점이 있다.

이제마 선생이 기존 한의학의 이론만 가지고는 태양인인 자신의 병을 치료할 수가 없어서 연구 끝에 만들어진 결과가 사상체질이다. 그래서인지 오래된 병이나 고질병에 체질의학이 잘 들어맞는 경우 가 많다. 다만 워낙 분류와 연구가 잘 되어있다 보니 건강한 사람들 까지도 여기에 나오는 이론에 매이는 경향이 있는데 그럴 필요까지 는 없다고 생각한다.

04. 한열체질에 따른 질병

한의에서는 병을 생활의 법도를 어겨서 오는 것이라고 한다. 건강을 상하게 하는 생활습관이 병을 부른다는 이야기이다. 이 법도라는 것은 몸을 건강하게 하거나 적어도 해를 끼치지는 않고 살아가는데 필요한 법이다. 그것을 동의보감에서는 제1권인 〈내경편〉의 신형문에 정리해 놓고 있다. 요즘의 일반 사람이 그 법도를 다 지키면서 살아갈 수는 없지만 참고 정도는 해도 좋을 것이다.

체질이란 것은 생활습관과 환경의 차이가 건강에 영향을 미칠때 그 미치는 정도가 사람마다 다르다는 것을 전제로 하는 것이다. 이는 반대로 비슷한 생활습관과 환경이라도 사람에 따라 받아들이는 정도가 달라서 어떤 사람은 전혀 이상이 없는데 어떤 사람은 병을 앓게 되는 것도 포함이 된다. 이런 것들은 현대에서는 알러지라고 이야기하는 것의 상당수도 포함이 된다. 알러지는 면역반응의 이상으로 초래되는데 특성상 한열체질에서 많이 다룬다.

한열로 체질을 나눠서 생각한다는 말은 한열, 즉 온도와 상관이 있는 질환을 대상으로 한다는 말이다. 모든 질병이 다 한열과 연관이 있기 때문에 한열로도 모든 병이나 현상을 설명할 수는 있지만 그것은 억지이고, 한열로 설명하기 적합한 것은 온도와 큰 상관이 있는 화학반응에 관한 이야기가 주로 될 것이다.

화학반응은 몸의 전반에 해당되기는 하지만 가장 많이 그리고 다양하게 일어나는 곳은 소화과정과 면역과정이다.

온도가 높아지면 반응성이 좋아지고, 온도가 낮아지면 반응성이 낮아지는 것이 화학반응의 일반적인 상황이다. 만일 순환계나 비뇨기나 신경계 계통의 질환에서 소화계나 면역계처럼 온도 변화가 나타난다면 가정이나 심지어 작은 병원에서조차 다루기에는 아주 큰 일일 수 있다.

열이 있다는 말은 반응성이 빨라진다는 것이고, 대사기능도 빨라지고 대사기능이 빨라지는 상태란 몸이 민감해지는 것이다. 이렇게 되면 면역기능의 항진, 갑상선기능의 항진으로 기초대사량이 증가하게 되고 피부의 트러블이 잘 나게 되며 땀이 많이 나게 된다. 보통 질환으로 본다면 고혈압, 고지혈증, 동맥경화, 당뇨, 갑상선기능항진, 위염, 아토피, 알레르기 등이 올 수 있다.

위에 나열한 질환들의 공통점이 반응성이 좋다는 것이다. 혈압이 오르기 쉽거나 고지혈증처럼 혈액이 탁해지기 쉬운 것은 혈액의 반응성이 높은 것이고 또 반응을 많이 하고 있다는 말이다. 종기나 염증 같은 면역반응도 열이 있으면 더 잘 일어나게 된다. 그렇게 생각을 한다면 여기서 이야기하는 위염은 만성위염이나 위축성위염이 아니고 급성이나 역류성 위식도염 등이 열이 있으면 오는 질환이 된다.

1도의 체온이 오르면 30% 정도의 면역이 활성화된다고 하는데 이것은 면역기능이 작동하게 되면 열이 오르는 것이 반응에는 유리하기 때문이다. 그래서 염증반응이 시작되면 혈관이 확장되어 염증 부위에 혈액이 유입이 많이 되고 체온이 올라 반응성을 높인다.

감염 이후에 체온이 오르는 것은 열 독소의 영향도 있지만, 면역 기능의 활성화라는 면으로는 발열이 있는 것이 병을 물리치는 데는 유리하기 때문에 방호기전으로 열을 내게 하는 경우도 많다. 다만 평소에 열을 계속 내고 있는 것은 에너지 소모가 심해진다. 자연계에서 체온이 높은 대다수의 동물들은 체온이 낮은 동물에 비해 수명이 짧다. 그런 점에서 체온을 올리면 면역력이 증가한다는 말은 굵고 짧게 산다는 말과 같은 말이다.

가정에서나 병원에서 유아의 발열을 보통 얼음물이나 알코올 등으로 식히는 것을 많이 본다. 특히 열이 많아져서 뇌를 상하는 경우가 있다는 그럴듯한 이유까지 붙이면 엄마들은 무조건 식히고 그리고 항생제를 쓴다. 이렇게 식힌 아이들 중의 상당수는 장염이나 중이염 등 다른 병으로 이환이 된다.

"우리 애는 열이 나면 무조건 중이염으로 돼요"라고 큰 소리치던 엄마가 왔는데 걱정만 하지 말고 앓고 있을 때 몇 번만 데려오라고 간곡히 이야기를 했다. 어느 날 용기를 내서 데려와서 치료를 했는데 그 애는 그 이후부터는 중이염을 앓지 않았다.

부모들은 아이들의 치료가 잘못된 것은 모르고 우리 애는 애초부터 중이염이나 장염인 줄로만 알고 있다. 이런 경우 오히려 더 덮어주고 우의까지 입혀서 땀을 내어버리면 해열이 되면서 낫는데 이때 열로 인해 뇌를 상하거나 장염이나 기타 합병증이 생긴 것은 한 번도 못 봤다. 뇌 자체에 이상이 있는 경우가 아니면 전혀 문제될 것이 없다.

감기도 체질별로 다르게 온다.

열체질의 감기는 발열이 심하고 점조한 분비물이 많으며, 입맛이 변해서 떨어지고, 피부에 종기나 부스럼이 나면서 심하면 붉은 반점이 생기면서 답답해서 가만히 누워있지 못하는 경우가 많다.

한체질의 감기는 발열은 심하지 않으며 멀건 가래나 기침이 많고 피부의 변화는 보통 없으며 심하게 앓지 않으며 식사도 그런대로 한다.

흔히 열체질이 열이 많이 나는 것은 볼 수 있지만 한체질이 열이 나는 것은 조금 드물다. 그렇지만 없지는 않으며 한체질의 노인들과 아이들한테서는 비교적 흔하게 볼 수가 있다.

감기처럼 시작하지만 치료 중에 비염이나 장염으로 변해서 고생을 하거나 병이 만성화가 되어서 증세는 약하지만 감기 상태가 지속이 되거나 되돌이 감기라고 해마다 같은 시기가 되면 같은 증세가 나거나 체력이 떨어지는 것이 한체질인 경우가 많다.

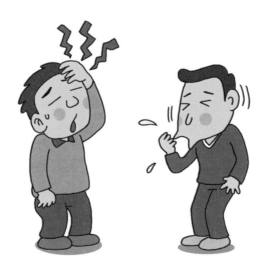

한체질은 장이나 위가 무력하여 식사 후에 뱃속에서 물소리가 꿀렁꿀렁 나기도 하고, 또 피부가 창백하거나 누런 사람이 많다. 의외로 감기도 잘 걸리지 않으며 어딘가에 늘 앓고 있는 피부병이나 종기, 통증이나 대하 등이 있는 경우가 많으며 목소리도 약하고 땀을 별로 흘리지를 않는다. 소식하는 경우가 많으며 잘 체한다.

한체질인 사람이 증상까지 점점 더 찬 쪽으로 기울게 되면 신체의 기능이 환경변화에 잘 적응을 못해서 오는 만성적인 피로나 질환이 생기게 되며 보통은 점점 아랫배가 차면서 나오거나 추위를 타게 되며 잘 붓는다. 이런 사람들은 보통 물혹이나 종양이 잘 생기는 편이다.

한의학의 원전들에서는 열이 날 때 일반적으로 쓰는 성질이 차고 쓴 약을 쓰면 안 되는 경우를 많이 기록하고 있는데 이런 케이스의 상당수는 한체질일 때가 많다.

환자들의 오장 기능이 다 다른 것을 계통적으로 분류하다 보면 오장의 기능이 어느 쪽이든 편파적일 때가 구분하기 쉽게 된다. 그러므로 체질이 구분이 잘 안 되는 사람들은 어느 쪽에 분류가 되지 않는다고 실망할 필요는 없다. 그만큼 잘 태어났다는 의미도 된다.

이렇게 균형잡힌 사람들은 보통 건강한 사람들이 많다. 이런 사람들도 나이가 들어서 장부의 기능이 줄어들기 시작하면 점점 기능의 편차가 커져서 점차 체질을 알기 쉬워지게 되어 있다. 그러니 한열체질이든 사상체질이든 간에 헷갈리는 체질을 가진 사람들은 잘 태어났다고 자부심을 가지면 가졌지 억지로 소속감(?)을 가질 필요는 없을 것 같다.

05. 음식의 성질

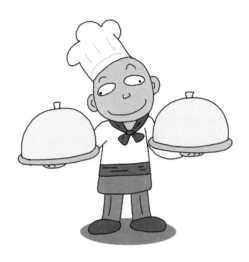

　사람은 환경에 적응해 살아가고 사는 지역의 풍토와 음식에 적응
하여 살아가기 때문에 조상 대대로 먹어온 주식은 일단은 우리 체질
에 다 맞는 음식들이라고 볼 수 있다.

　사방 100리 안에 나를 고치고 먹여 살릴 약이나 음식이 있다고 한
것은 사는 지역의 먹거리가 그만큼 인체에 미치는 영향이 강하다는
것을 이야기한다.

　그렇지만 지금은 불과 몇 시간 만에 지구의 뒤쪽까지 갈 수 있는
시대가 되어서 지구상의 어떤 곳에 있는 음식들도 이제는 금방 식탁
에 올릴 수 있는 세상이 되었다. 도시화가 진행되면서 환경이 거의
획일화되고 표준화되면서 신토불이라는 것이 점점 옅어지게 되었으

며 그나마 있던 고유의 음식도 퓨전요리라는 이름으로 지역의 특색이 점점 없어지는 추세이다. 이런 점을 고려해 볼 때 음식의 출신보다는 음식이 가지고 있는 성질이 앞으로는 점점 더 중요해질 것 같다.

모든 약재나 음식은 한의에서는 기미형색질氣味形色質로 구분을 한다. 여기에 따라 그 작용이 생긴다고 보고 있다. 음식의 기운과 맛, 색깔, 모양 그리고 성질에 따라 작용이 다르다고 보는 것이다.

그중 가장 기본적이고도 중요한 것이 기氣에는 한열온량寒熱溫涼이 있고 미味에는 산고감신함酸苦甘辛鹹과 후박厚薄이 있다는 것이다.

한열온량은 음식도 뜨거운 음식과 찬 음식, 따뜻한 음식, 서늘한 음식이 있다는 것이며 산고감신함과 후박은 그 음식의 맛과 그 맛의 후박에 따라 한열에도 영향을 미치고 기운의 움직임에도 영향을 미친다는 것이다.

이것은 오행五行이론에서 오장五臟과 오미五味와의 상관관계와 승강昇降과 부침浮沈 등의 이론으로 설명되어 되어 있는데 한의의 진단과 병리에 따른 처방법이라고 생각하면 될 것이다.

예를 들면 계지桂枝는 열熱한 음식이고 맛이 신감辛甘한데 박薄한 맛이며 가지枝라 생긴 것이 길쭉길쭉하게 생겼다. 그래서 계지를 먹으면 길쭉길쭉한 혈맥이 잘 소통이 되며 몸의 통증을 없애주고 주로 팔다리나 피부 쪽에 분포되어 있는 경락에 많이 작용한다고 본다. 계피桂皮는 기미氣味는 똑같은데 맛이 후厚한 맛이 나면서 껍데기이기 때문에 주로 몸의 아래쪽에 작용을 하여 깊은 곳에 있는 혈맥, 즉 단전이나 신장腎臟의 화火를 도와주는 약이 된다고 본다.

같은 계피나무에서 나오는 약재라도 위치에 따라 맛이 다르며 형태가 달라져서 작용 역시 다르다고 보며 이렇게 약의 종류와 그 맛과 형태, 그리고 산지에 따라 작용이 다르다고 보는 것이 한방의 약리이다.

수행하는 스님들이 육고기를 먹지 못하는 것이나 비위가 약한 사람들일수록 못 먹는 음식들이 많은 것 등은 음식에도 비록 약하지만, 약성이 있다는 것을 보여준다. 다만 음식이라는 것은 이미 역사를 거치면서 오랫동안 먹어서 경험적으로 무난하다고 검증이 되었거나 설사 재료는 독성이 있을지라도 요리를 통해서 부작용을 없애고 몸에 이롭도록 조정이 된 것이다.

전해오는 요리법을 따르면 건강한 사람들은 크게 문제가 없으며 또 식재료 자체도 약성이 약한 것들이 주류를 이루어서 아주 예민한 사람이 아니면 문제 될 것은 없다.

그러나 음식을 가리는 것이 너무 많은 사람들은 어딘가에 질환이 있거나 생길 수 있는 요인을 안고 있다고 보는데 미리 치료를 하는 것이 큰 불상사를 막는 것이라 생각한다.

06. 한열(寒熱)로 나눈 식재료

　음식의 성질인 기미형색질을 다 고려하는 것은 치료 분야에서나 심도있게 다룰 이야기이고 식재료를 다루는 입장에서는 기미氣味만을 따져도 충분하다.

　여기서는 식재료의 성질인 한, 량(미한), 평, 온(미열), 열의 크게 다섯 가지로만 분류할 생각이다. 기미형색질을 모두 다 따지는 것은 전문적인 공부가 필요한 분야이기도 하고 학자가 되고 싶은 수준이 아니라면 굳이 그 정도 깊이 들어갈 이유가 없기 때문이다.

　아래는 우리가 접할 수 있는 음식을 한열寒熱과 맛까지 고려하여 한寒한 데서부터 열熱한 데까지 나누었다. 다만 음식의 성질은 의서마다 약간씩 다르게 보는 면도 있는데 우리나라의 음식이기 때문에 동의보감 위주로 참고를 했다. 여기에 포함되지 않는 것들은 추후에 기회가 있으면 업그레이드할 생각이다. 기본적으로는 더운 지역의 식물들은 찬 성질일 경우가 많고 추운 지역의 식물들은 더운 성질을 가지고 있는 것이 일반적이다.

　음식의 맛도 한열의 개념에 맞춰 넣을 수 있는데 고함산감신苦鹹酸甘辛의 순서로 찬 데서 더운 쪽으로 작용한다고 볼 수 있다.

　음식의 성질이 가장 우선이고 맛은 그 성질에 약간의 변화를 주는 정도로 보면 될 것이며, 아래의 정리에서 위로 올라올수록 더운 것이며 아래로 내려갈수록 더 따뜻한 것으로 정리를 했더니 씀바귀, 알로에, 치자, 연밥의 심이 그래도 먹거리 중에서는 가장 차고 계피, 고추가 가장 뜨거운 먹거리로 분류되었다. 독이 있다고 되어 있는 먹거리는 음식을 할 때 독성을 어떻게 제어해서 요리를 했는지 생각 해 보는 것도 재미있을 것이다.

■ 열(熱)한 음식

대열(大熱)감(甘)신(辛)	계피, 고추
대열(大熱)신(辛)고(苦)	건강
대열(大熱)고(苦)감(甘)신(辛)	술有毒, 포도주, 감(甘), 산(酸)
대열(大熱)온(溫)감(甘)	염소고기
열(熱)신(辛)	호초, 산초少毒
열(熱)온(溫)감(甘)	앵두, 참기름(볶으면 열, 미한 혹은 대한)
열(熱)산(酸)	복숭아, 살구
열(熱)신(辛)고(苦)	강황

■ 온(溫)한 음식

온(溫)열(熱)신(辛)	마늘有毒, 달래有毒, 부추
온(溫)열(熱)고(苦)	쑥
온(溫)신(辛)	들깨, 들깨잎, 겨자, 천궁, 자소엽, 부추, 삼지구엽초(음양곽), 옻有毒
온(溫)신(辛)고(苦)	염교, 오가피
온(溫)감(甘)신(辛)	당귀, 방풍
온(溫)감(甘)산(酸)	석류, 사과
온(溫)산(酸)	모과, 식초
온(溫)산(酸)고(苦)	오미자
온(溫)감(甘)	쥐눈이콩, 닭, 사슴고기, 노루고기, 미꾸라지, 연근, 순무, 유자, 누룩, 엿, 마, 냉이, 양젖, 물고기회(생강, 겨자, 식초), 홍합, 밀가루少毒
온(溫)감(甘)함(鹹)	엿질금
온(溫)함(鹹)감(甘)	해삼
온(溫)함(鹹)산(酸)	개고기, 묵은쌀, 해삼
온(溫)함(鹹)	밤, 소금
온(溫)고(苦)감(甘)	송화, 도토리
미온(微溫)신(辛)	생강(속溫, 껍질寒), 고본
미온(微溫)감(甘)	잣, 인삼, 황기
미온(微溫)	연꽃, 오골계, 메기, 참새
온(溫)평(平)신(辛)고(苦)	박하, 고수, 도라지
온(溫)평(平)감(甘)	붕어, 마
온량(溫涼)감(甘)	복어大毒
온(溫)미한(微寒)산(酸)고(苦)	찔레열매
온량(溫涼)함(鹹)	보리

■ 평(平)한 음식

평(平)열(熱)감(甘)	호두
평(平)온(溫)감(甘)	소고기, 땅콩
평(平)미열(微熱)감(甘)	복분자
평(平)미온(微溫)감(甘)	꿀, 대추
평(平)신(辛)감(甘)	무
평(平)감(甘)	여주, 용안육, 녹두가루, 완두콩, 검은참깨(초하면 열), 콩나물, 비자, 변두콩, 깻잎香, 포도, 메추리, 치즈, 난황, 찰보리, 송이, 초지(배추김칫국), 번데기, 귀리, 청어, 숭어, 쏘가리, 조기(석수어), 농어少毒, 가자미, 문어, 낙지, 송어, 연어, 새우(蝦)少毒, 물고기젓갈(不益脾胃), 달걀, 둥글레, 감국화, 감초
평(平)감(甘)함(鹹)	콩
평(平)감(甘)고(苦)	멥쌀, 현미
평(平)산(酸)	오징어(먹물은 식초에 개서 복용), 꿩, 매실
평(平)	조개(貝)류, 뱅어, 은어
평(平)함(鹹)신(辛)	백강잠(少毒)
평(平)함(鹹)	비둘기, 대구
평(平)고(苦)	자두, 엄나무, 우슬, 엉겅퀴
평(平)미한(微寒)감(甘)산(酸)	팥
평(平)량(凉)감(甘)	배추, 칡, 두부有毒
평(平)량(凉)함(鹹)고(苦)	결명자
평(平)한(寒)감(甘)	메밀, 마름, 연밥
평(平)냉(冷)고(苦)산(酸)	비름나물

■ 냉(冷)한 음식

평(平)냉(冷)신(辛)	토란
평(平)냉(冷)신(辛)함(鹹)	굴
량(凉)평(平)신(辛)	파, 박하, 양파
량(凉)감(甘)	거위, 죽순, 오리少毒
냉(冷)감(甘)	원추리, 박, 목이버섯, 말젖
냉(冷)감(甘)산(酸)	귤
냉(冷)함(鹹)산(酸)	장(醬 콩으로 만들고 오래 묵을수록 좋다)
냉(冷)고(苦)감(甘)	구기자
냉(冷)고(苦)	상추, 가죽나무有毒
미한(微寒)신(辛)	말조개有毒
미한(微寒)감(甘)	유제품, 동규엽, 녹두, 잉어, 밀, 율무, 맥문동, 흰자, 녹차, 미나리, 시금치微毒
미한(微寒)감(甘)산(酸)	배
미한(微寒)감(甘)고(苦)	녹차
미한(微寒)산(酸)	좁쌀
미한(微寒)함(鹹)	굼벵이有毒
미한(微寒)함(鹹)고(苦)	돼지고기少毒
미한(微寒)량(凉)고(苦)신(辛)	사철쑥少毒
미한(微寒)고(苦)	보리, 더덕, 묵은좁쌀, 올방개甘, 찹쌀
한(寒)평(平)	토끼고기

■ 한(寒)한 음식

한(寒)신(辛)고(苦)	울금
한(寒)감(甘)	가물치, 뱀장어, 감(柿), 고사리, 죽순, 수박, 오이, 제니, 가지, 고비, 오디, 유당(우유에 사탕 탄 것), 사탕수수, 비파, 참외有毒(꼭지), 은행有毒
한(寒)산감(酸甘)	다래, 비름
한(寒)	버섯, 흰깨[볶으면 열(熱)]
한(寒)함(鹹)	청염, 달팽이少毒
한(寒)고(苦)	씀바귀, 알로에, 치자, 연밥심, 자초

07. 체질별로 음식을 고르는 방법

자, 이제 체질도 알고 음식의 한열도 알았으니 먹는 일만 남았다.

위에서 분류한 음식들을 보면 다 우리가 흔히 볼 수 있는 평범한 음식들이다. 그렇지만 계속 먹는다고 볼 때는 한과 열로 치우칠수록 먹기 힘든 것들이 생긴다. 그러나 이 치우친 성질의 식재료도 법에 따라 요리를 하면 고민할 것이 없다. 요리에서 특히 경기지방의 요리는 이미 약성을 제어를 해서 치우치지 않게 평하거나 약간 온한 쪽으로 조정되어 있다.

예를 들면 장어 같은 것은 한감寒甘한 성질의 것이니 요리에서는 맵고 따뜻한 것을 많이 넣어서 따뜻하게 해서 먹는다. 유명한 요리일수록 조화를 이루고 있는데 김치 같은 것은 대표적이다. 김치의 재료를 살펴보면 더운 것부터 찬 것까지 골고루 잘 버무려져서 발효까지 해서 먹으니 소화도 잘되고 몸에도 무리가 없다. 한편 집집마다 김치 맛이 다른 것은 지역색도 있겠지만 한체질의 집안에서는 좀 더 매콤하거나 따뜻한 재료가 열체질의 집안에서는 심심하게 담거나 매콤하게 담더라도 재료를 좀 찬 것, 즉 해물 등을 쓰는 등의 조절을 하기 때문이다.

켄터키치킨 같은 것은 밀가루에 닭고기이고 기름에 튀겼다. 전체적으로 열이 많은 고열량 음식이다. 같이 먹는 맥주가 일단은 잘 넘어가게 해준다. 다만 맥주도 술이지만 찬 것으로 포장이 되어 있어서 속이 찬 사람들은 많이 먹으면 탈이 나기 쉽다. 그래서 안주가 편강片薑이나 치킨 등 좀 따뜻한 성질의 음식들이 많이 따라 온다.

이렇게 식재료의 성질을 따지다 보면 물은 참으로 신기하다. 본 성질은 평平하거나 미한微寒하지만 온도에 따라 열에서 한으로까지 광범위하게 작용한다. 찬물은 성질이 차며 뜨거운 물은 성질이 뜨겁다고 보는데 아마도 대사의 베이스 역할을 해서 그럴 것이다.

벌써 다들 눈치챘겠지만 음식은 몸의 상태를 너무 뜨겁거나 너무 차게 하지 않도록 조절해서 먹으면 된다는 것이며 결과적으로 열체질은 전체적으로 약간 한하게, 한한 체질은 전체적으로 열하게 음식의 성질을 조절하면 된다.

예를 들어 한한 체질이 돼지고기를 먹고 싶다면 고추장이나 생강 등을 조금 더 넣어 요리하면 되는 것이다. 다만 음식의 성질을 너무 극단적으로 아주 열한 것을 아주 찬 것으로 조절하는 것은 몸에 부담을 줄 수 있으니 자주 먹는 것은 추천하지 않고 별미로 먹는 것은 훌륭하다.

음식은 성질별로는 골고루 먹고 천천히 먹는 조건으로 맛을 느끼면서 먹으면 건강에 아무런 문제가 없고 오히려 수명을 연장하고 기분을 좋게 하고 낯빛이 밝아지게 한다. 그렇지만 몸에 아무리 맞는 음식이라도 많이 먹는 것은 권하지 않는다. 위가 상하는 경우의 대부분은 과식과 폭식이다.

한의에서는 과식과 폭식이 부르는 병이 위장병에 국한하지 않는다고 본다. 예를 들어 과식과 폭식으로 위장의 기능이 약해지면 담음痰飲이라는 노폐물이 생기는데 이 담음은 만병의 근원이다. 오죽하면 90%가 담음으로 인한 병이라고 하겠는가?

이것이 쌓이면 담적痰積이 되고 또 담적 중에 상당수는 옹저癰疽나 종양腫瘍으로 된다고 보면 틀림이 없다. 청년들 중에 얼굴이나 피부에 옹저가 생기는 사람이 많은데 다들 아토피니 뭐니 하지만 상당수는 담적으로 인한 경우가 많다.

흔히들 몸에 맞는 음식을 먹어야 건강하다고 한다. 그렇지만 몸의 기능에는 몸에 맞는 음식을 잘 소화시켜서 사용하는 기능도 필요하지만 몸에 필요 없는 음식을 빨리 배제하는 기능도 꼭 필요하다.

그렇다면 음식을 잘못 먹고 한 번씩 탈이 나서 고생하는 것도 계속 먹어서 중독만 되지 않는다면 큰 관점에서 보면 훈련도 되고 좋다고 볼 수 있다.

이것은 민방위훈련을 하면 생활에는 불편하지만 비상시에는 굉장한 도움이 되는 것과 같은 이치이다. 이런 것으로 미루어 본다면 몸에 좋은 음식이나 약보다는 정말로 조심하고 조심해야 할 것은 폭식과 과식이며 장기적으로 봤을 때는 편식이 문제를 일으킨다.

다시 한번 강조하지만 폭식과 과식이 당장 병을 부르고 편식이 건강을 해친다.

우리가 건강한 생을 영위 하는데는 중용이 중요하다고 한다. 필자는 이것을 군이 생활의 법도라고 하고 싶다.

이런 생활의 법도들은 건강할 때는 심심치 않게 무시해도 별문제가 없지만, 나이가 들거나 건강이 나빠질수록 점점 지켜야 하는 법칙이 된다.

제6장

미세먼지에
좋은 음식

이 단원은 앞의 한열체질에서 나오는 음식조합법을 잘 숙지하면 특별히 이야기할 것은 없으나 그래도 몇가지 예시는 해두는 것이 좋을 듯하여 호흡기에 좋은 음식, 또는 처방과 미세먼지의 해독에 효과가 있는 약재 몇 가지만 이야기하고자 한다.

양의학에서는 약이라고 하면 뭔가를 해내는 것을 약이라고 한다. 그렇지만 한의에서는 약이라고 하면 환자의 아픈 그 몸에 딱 필요한 것을 이야기한다.

그래서 양의학에서는 환자의 질환을 해부학적인 변화와 임상검사 수치의 변화로 계량화하여 그 변화를 없애거나 일정하게 고정시키는데 주안점을 두지만, 한의에서는 환자가 질환에 대하여 어떻게 견디고 있는지에 대한 이해를 하고 질환에 대항하는 기전에 도움을 주는 방법을 써서 떨쳐 이겨낼 수 있도록 하는데 주안점이 있다. 그래서 한의에서 가장 중요한 것은 환자의 상태에 대한 정확한 이해이다.

01. 특별히 호흡기에 좋은 것

호흡기는 진액을 보충해주고 소통을 시키면 병이 없다. 호흡기에 좋은 음식은 기는 평平 또는 약간 온微溫하거나 약간 한微寒한 성질까지는 해당이 되고 미는 신미辛味가 약간 있어야 하며 끓였을 때 걸쭉한(진하고 끈적한)국물이 되지는 않아야 한다.

특별히 맞는 음식을 찾을 것 없이 여기에 해당되는 음식들을 조합해서 좋아하는 것을 먹으면 호흡기에 문제가 있는 사람들한테 좋다. 물론 열이 있는 사람은 량凉하게 열이 없는 사람은 온溫하게 먹으라는 것이다.

아래에 수록된 것은 호흡기 증상이 있을 때 써볼 만한 것들이다. 좋다고 해서 꾸준히 먹을 수 있는 것은 아니고 조건이 맞는 동안만 꾸준히 먹을 수 있으니 이 점 유의하길 바란다.

건강을 담보하지 않고 호흡기만 좋게 하는 방법은 없다고 본다. 거기에 최소한의 방법인 한열체질에서 음식을 먹는 방법을 제시했으니 많은 도움이 되길 바란다. 아랫단에 나오는 미세먼지에 좋은 음식도 특별한 것은 없다. 건강하게 먹는 것이 건강을 보장할 뿐이다.

■ 도라지

한약명으로 길경桔梗이라고 하는데 민간에서는 목이 아프면 무조건 쓰는 경향이 있다. 원래는 풍열風熱, 해수咳嗽라고 해서 약간 열이 있고 가래가 나오면서 기침을 하고 목도 아프고 가슴이나 옆구리도 아프면 당제이며 가루를 내어 먹어도 좋고 달여 먹어도 좋다. 2월과 8월에 뿌리를 캐서 볕에 말린 것을 쓰는데 껍질째 쓰는 것이 좋다.

가슴 속에 가래가 꽉 차서 계속 뱉으면서 호흡하기도 힘든 때는 한 냥40g 정도로 많이 넣어서 달여서 복용하면 많이 편해진다.

목이 아프고 가슴이 답답할 때는 감초甘草와 지각枳殼이라는 약과 같이 쓰는데 일반 집에서는 귤껍질과 설탕으로 대체해도 좋다.

일반적으로 쓰는 양은 1회 달일 때 4~8g 정도로 하는데 집에서 목감기약으로 쓸 때는 귤껍질 깨끗하게 씻어 말린 것 6g, 도라지 8g, 설탕 4g 정도 만들어 끓는 상태에서 약 45분에서 1시간 정도 달여서 복용하면 좋다.

이 처방을 가루로 만들어 먼지 등으로 가래나 기침이 가볍게 있거나 목이 불편할 때 조금씩 먹는 것도 좋다.

■ 귤피

요즘은 귤이 흔해서 대접이 시원찮은데 과거에는 꽤 귀한 과일 축에 속했다. 귤껍질은 기가 울체되었을 때 쓰는 약으로 한약에서는 많이 쓰는 약재 중의 하나인데 오래된 체기를 풀 때는 묵은 것이 기운을 상하지 않아서 좋다.

굴피는 가슴이 답답할 때는 속의 흰 껍질을 제거하고 쓰고 소화가 안 좋을 때는 흰 속을 버리지 않고 쓴다. 길경과 마찬가지로 달이거나 가루를 내서 복용할 수 있는 것으로 깨끗이 씻어서 쓴다.

굴피의 효용은 폐기를 안정시키고 치밀어 오르는 기운을 안정시키는 장점이 있는데 어떤 약을 배합해서 쓰느냐에 따라 효과가 많이 달라진다.

평소 운동을 하지 않고 배불리 먹고 노는 사람, 특히 부인들 그리고 공부를 하는 수험생들이 운동 부족으로 몸이 무겁고 힘들어 하는 경우에 심하지 않을 때는 몸을 적당히 움직이면 나아지는데 심하면 굴피 40g 정도를 깨끗이 씻어서 물에 달여서 마시게 한다. 또 운동 부족인 사람이 살이 계속 찌고 특히 여성들 같은 경우 가슴까지 자주 뭉치면서 불편한 것은 나중에 유옹乳癰이 생기려는 징조인데 예방 차원으로 이 약이 좋다.

■ 경옥고

동의보감의 첫 번째 처방으로 병들지 않고 오래 사는 약에 가장 먼저 소개된 처방이다. 호흡기의 진액이 부족해서 오는 오래된 마른 기침에 쓰는 약인데 과거에는 황제나 임금님 등 지체 높으신 분들이나 구할 수 있었다.

최근에 와서는 제형이 많이 변화되어 환약이나 액상으로도 출시가 되고 있다. 만드는 법은 주재료가 생지황, 인삼, 백복령, 꿀을 부드러운 불로 중탕을 해서 3일 밤낮으로 달이고 시원한 물에 식혔다가 다시 하루를 더 달인 것으로 과거에는 인건비와 뽕나무, 불 조절, 시원한 물, 약을 담는 용기 등이 예사롭지 않아서 만들기가 어려웠으나 최근에는 거의 기계화되어 비용이 많이 저렴해졌다.

이 약은 몸의 진액을 보충해줘서 조직의 점막을 튼튼히 해주며, 정기를 튼튼하게 하여 백발이 검게 되고 반로환동을 하며 그 효과가 필설로 말을 할 수가 없다고 한다. 명대에 태의원에서 이 약에다 천문동, 맥문동, 지골피를 각각 8냥씩 보충해 만들어서 영락제에게 진상했더니 '익수영진고' 라는 이름을 하사하였다고 한다.

쉽게 쓸 수 있는 포인트는 마른 사람, 피부가 흰 사람, 피부 각질이 잘 일어나는 사람, 입이 잘 마르다고 호소하거나 마른기침을 잘하는 사람이면 딱 맞는 약이며, 열이 있는 체질에는 오래 복용할 수가 없다. 다만 노인이 호흡이 가쁘거나 잔기침을 하거나 입이 마르거나 팔다리에 기력이 없는 사람들은 체질을 꼭 가릴 필요가 없이 복용할 수가 있다.

■ 배

배는 성질이 차고 맛은 달며 열을 없애 가슴이 답답한 것을 풀어주는데, 갈증 날 때 좋으며 술로 인한 갈증에는 더 좋지만, 성질이 차서 장을 차게 하여 설사를 할 수 있으므로 쾌과快果라고도 한다.

기침이 갑자기 생기거나 기침과 함께 가슴이 막힐 때는 배 씨를 파내고 안에 꿀을 넣어서 푹 찐 후에 식혀서 먹으면 좋다. 또 한가지 처방은 배의 둘레에 50여 개의 구멍을 뚫어서 호초를 한 개씩 박은 다음 밀가루로 감싸서 잿불에 구워 식혀서 호초를 빼고 먹는다고 하는데 이것은 민간 비방으로 유명하다. 이 처방들은 오래된 해수병이나 천식에 써볼 수 있는 처방으로 민간에서 회자된다.

■ 인삼차

인삼은 한약 중에서 가장 유명하며 기를 돕는 보약의 대표적인 약인데 정관장에서 홍삼을 대히트를 치면서 세계적인 건강식품이 되었다.

홍삼은 원래 인삼을 수출하면서 건삼으로 만들어 수출하던 것을 보관성을 더 좋게 하려고 쪄서 말린 것인데 그 과정에서 정유 성분이나 휘발성 성분은 다 날아가고 사포닌 위주로 남아서 인삼과는 약성이 좀 달라졌다. 인삼은 주로 기를 보하고 부로 진액을 돕는 효과가 있다고 한다면, 홍삼은 진액을 돕는 효과가 좀 더 강하고 기를 보하는 힘은 거의 없다고 보면 될 것 같다.

중국 인삼은 소화기 계통으로 주로 작용한다면 고려인삼은 소화기 계통뿐만 아니라 폐의 기운과 원기를 돋우는데 효과가 있다. 목소리가 약하며 피부가 희고 마른 사람들한테 주로 잘 작용을 하며 특히 여름에 땀을 많이 흘리고 기운이 없을 때와 폐의 진액을 도와

줄 때 쓰는 유명한 생맥산의 재료이기도 하다. 다만 열이 많은 사람은 많이 먹으면 심장에 무리가 올 수가 있다. 이때 인삼 대신 홍삼을 쓰면 훨씬 그 가능성을 줄일 수가 있다.

생맥산은 맥문동2, 인삼1, 오미자1을 달여서 물처럼 연하게 또는 기호에 맞게 마시는데 떠오르는 화가 폐를 상하게 하는 것을 폐기를 강화하여 아래로 내려가게 하는 취지로 처방이 만들어져 있어서 여름에 시원하게 먹으면 좋다.

02. 미세먼지에 특별히 좋은 것

여기에 수록된 것은 미세먼지가 심할 때 피부나 점막의 자극을 완화해주거나 좀 더 견디기 쉽게 해주는 것 중에서 가장 기본이 되는 것들이다. 설탕은 단맛의 대표로 선택한 것인데 설탕이 싫으면 단맛이 나는 엿이나 조청, 감초 등 다른 것으로 대체해도 된다.

미세먼지를 해독의 문제로 생각하고 접근한다면 옥추단이나 만병해독단 같은 이독제독하는 처방도 생각해 볼 수 있겠으나 이런 약들은 오래 복용할수 없는 것이라 여기서는 제외한다. 다만 해독방^{解毒}方들 중에 연하게 차로 먹을 수 있는 것에 단맛이 많다. 본서에서 소개한 평강해독차도 그것이다. 건강의 문제로 생각한다면 자신한테 맞는, 적어도 건강을 해치지 않는 음식들을 골라서 방법에 맞게 요리해서 먹으면서 전신을 단련시키는 것이 가장 좋다.

건강해지는 것은 앞에서도 이야기했지만 몇 가지 특효약이 있는 것이 아니라 운동과 식이와 정신이 병행이 되어야만 가능한 것이다. 설사 당장 먹고 건강이 눈에 띄게 좋아진 약이나 음식이 있더라도 그것을 한 달 아니 며칠만 계속 먹어봐도 효과가 똑같이 계속되진 않는다. 오래 먹는다면 그 다음부터는 부작용이 생기게 되어 있다.

■ 따뜻한 물

물은 인체의 모든 조직의 주된 구성 성분이다. 전혀 물이 없을 것 같은 이빨이나 손톱조차 물의 비율이 상당한데 다른 기관이나 조직은 거의 물로 구성되어 있다고 해도 과언이 아니다. 물은 인체 내 모든 대사의 기본 베이스가 되기도 하는데 모든 대사나 세포의 활동에 물이 바탕이 되며 모든 일들이 물과 함께 이루어진다.

가장 많은 구성 성분이다 보니 체온을 조절할 때 열을 비축하는 장소이기도 하고 뇌나 관절 등의 충격에 보호하고 윤활작용도 물이 하게 되어 있으며 인체의 모든 행위와 모든 기능들을 망라해서 물이 없이는 이루어질 수 없다는 말로 정리할 수 있다.

최근 하루에 2리터 이상의 물을 마시라는 방송을 많이 하고 거의 강요에 가깝게 홍보를 하고 있지만, 물의 온도에 대해서는 의외로 관대하게 이야기하는 경우가 많은데 실은 물 마시는 양보다는 온도가 더 중요할 때가 많다.

따뜻한 물로 볶은 보리, 현미, 귀리, 결명자, 옥수수, 무 등을 살짝 볶아서 같이 끓이거나 레몬즙이나 식초 또는 녹차 등이 약간 들어간 물이 좋으며 따뜻한 물이 싫다면 찬물 반에다 따뜻한 물 반을 타서 한번 흔들어 먹는 음양수도 좋은데 입에서는 찬물이 느껴지고 뱃속에서는 따뜻한 물이 작용을 해서 그나마 부담감이 좀 덜하다. 혹자는 물을 끓이면 생기가 빠진다고 하는데 여기서 말하는 생기가 뭔지 필자는 잘 모르지만 끓여서 생긴 문제라면 따뜻하게 데워서 마시면 문제가 없을 것 같다.

마시는 시간은 아침저녁 공복에 물 한잔씩 식사 전 30분쯤에 물한잔씩, 식후 1시간 이후에 물 한잔씩이 좋으며 소변이 연한 노란색에서 짙은 노란색 사이를 왔다 갔다 할 정도면 좋다고 보는데 여기서 이야기하는 물 한잔의 양은 먹고 불편하지 않을 정도에서 최대한을 말한다.

물은 사람에 따라 너무 많이 마시는 것이 안 좋은 사람도 있다. 그러니 넘어가지 않는데 억지로 많이 마시는 것은 바람직하지 않다.

알코올이나 카페인이 많이 들어간 물은 좋지 않다. 이것은 이뇨효과가 있어서 조직에 오히려 탈수가 생길 수 있으며 그 결과 점막과 피부가 마르게 되어 갈증과 피부 트러블이 더 생길 수가 있다. 설탕이 많이 들어간 음료수나 탄산음료 같은 것도 자주 마시면 간이나 위장에 부담을 줄 수가 있다.

식사 중에 먹는 약간의 물은 많이 마시지만 않는다면 오히려 소화에 도움도 되고 체기도 내려가서 좋은데 이때도 따뜻한 물이 좋다.

식사를 하고 나서 입이 텁텁한 듯하고 갈증이 나는 경우에는 다들 짜게 먹거나 조미료 때문이라고 생각하는데 만약 맛있게 먹었다면 과식을 해서 그런 경우이니 이때는 뜨거운 물을 후후 불면서 마시면 점차 시원하게 내려간다. 특히 육식 후에 찬물을 많이 마시는 것은 수명을 줄이는 일이다.

찬물은 입에서는 좋으나 넘어가면 내장 기능을 위축시키고 장의 율동을 어지럽게 해서 가스가 차게 되어 배가 나오게 되니 늘 따뜻하게 먹기를 권한다.

■ 흑두

검은콩 중에 쥐눈이콩은 돌이나 쇠의 독을 다 풀어내는 효과가 있는 것으로 알려져 있다. 약콩으로도 알려져 있는데 단단하고 작아서 꼭 쥐의 눈알처럼 생겼다고 해서 쥐눈이콩이라고 한다. 가만 보면 정말로 초창기 미키마우스의 눈알하고 비슷하게 생겼다.

온갖 약독을 풀어주는 감초甘草와 1대 1로 함께 달이면 해독 제일 처방인 감두탕甘豆湯이 되는데 이 처방에 현대 도시인들의 생활 여건들을 고려하여 조정하고 차처럼 마시기 좋게 연하게 만든 처방이 평강해독차이다.

이 감두탕은 카드뮴과 납중독 등에 사용한 결과에 대한 논문들이 모두 유의한 결과를 나타내었으며 심지어는 급성 농약 중독에 진하게 달여서 치료약으로 썼던 기록도 있다.

감두탕은 달여서 차게 먹어도 상관없고 따뜻하게 먹어도 상관이 없으며 하루에 몇 잔을 먹어도 상관이 없다. 다만 단맛이 너무 강해서 원방대로 달이면 너무 들큰하니 마시기 좋게 연하게 희석해서 평소 차로 수시로 먹는 것이 좋다. 흑두는 또한 콩으로만 말고 콩나물로 길러서 시원하게 국물로 먹어도 좋다.

■ 단것

중국이나 우리나라에서는 단것이 과거에는 귀한 음식이라 민간에서 약으로도 많이 쓰였다.

단맛은 오장을 편안하게 하고 비·위장을 도운다고 되어 있는데 긴장을 풀어주고 통증을 완화시켜주고 정신을 이완시켜주는 효과가 있어서 한약으로도 많이 쓰인다

우리나라는 쌀 같은 곡물로 만든 조청, 중국은 사탕수수를 정제한 홍당紅糖, 인도 같은 곳은 역시 사탕수수를 재료로 해서 만든 갈색 설탕, 즉 머스코바도Muscovado 같은 것들이 있지만 요즘은 잘 정제된 설탕이 유통 면에서는 압승이다.

아이들이 까닭 모를 복통이나 발열이 나면서 기침을 하는 경우나 응급조치로 땀을 내려고 하는데 쉽게 나지 않을 경우에 설탕물을 뜨겁게 해서 훌훌 마시게 한 뒤에 땀을 내게 하면 잘 낫는다.

설탕을 우유와 같이 달여서 떡처럼 만든 것을 유당이라고 하는데 스트레스로 가슴이 답답하거나 입과 목이 마르는데 아주 좋으며, 기운이 나게 하며 오장을 편안하게 한다.

원래 단맛을 내는 것들은 대부분 몸에 에너지로 쓰는 것이라 꼭 필요한 것이며 다들 생각하듯이 몸에 해로운 것은 절대 아니다. 당뇨 환자라도 관리가 된 적절한 당분의 섭취는 오히려 좋을 수가 있다. 해롭다고 지탄받는 이유는 너무 과하게 먹어서이다.

요즈음 탄수화물이 몸에 해롭다고 또 비만의 원인이라고 많이 지탄 받는 중이다. 생명과학에서는 탄수화물을 많이 먹은 벌레가 수명이 짧아지더라는 연구가 있기도 했다. 영양적으로만 따지면 탄수화물이 당분과 같은 종류이다. 다만 여기서 이야기하는 설탕을 대표로 한 단맛이 나는 음식이라는 것은 그야말로 먹으면서 달다고 느끼는

종류를 이야기 하는 것이다. 한약은 성분보다는 몸에서 어떻게 느끼는가가 중요하다.

음주 후에 꿀물이나 설탕물을 마시는 습관을 가지고 있는 사람이 있는데 이는 별로 좋지가 않으며 술이 깨고 난 후에 마시는 것은 좋다. 특히 술을 좋아하는 사람은 몸에 열이 있어서 단맛이 몸에 별로 좋지가 않으며 속이 그득하고 구토하는 사람도 마찬가지다.

설탕은 음료수와 요리 등으로 평소에 너무 많이 먹어서 문제가 되는 것이지 자체가 몸에 나쁜 것은 아니다.

이와 같이 아무리 좋은 음식이라도 과하게 먹으면 좋지 않다는 것을 반드시 알아야 한다.

03. 한약과 음식

다들 한약이라고 하면 무협지에 나오듯이 먹으면 기사회생하거나 갑자기 내공이 늘어서 슈퍼맨처럼 되는 줄로만 아는 사람이 많다. 그래서인지 다들 병원에서 오랫동안 치료 중인 질환을 가지고 와서는 한약 한두 번 먹고는 다 나을 생각을 한다. 정말로 그랬으면 좋겠다. 그러나 한약은 그런 정도의 힘이 있는 약은 아니다. 몸의 기혈의 흐름을 순조롭게 하거나 한열을 조절하거나 장의 율동을 새로 조절해주거나 하는 정도의 역할을 한다. 그러자면 필수적으로 몸의 기능이 살아있어야 한다.

양약과 결정적인 차이가 이것이다. 양약은 몸의 생리기전에 직접 개입하여 병의 증상을 조절을 하는 것이지만 한약은 몸의 기전을 인정을 하면서 전체적인 분위기를 조절하여 효과를 내는 것이다.

가령 회사의 경영이 어려울 때 법정관리단이 직접 개입하여 주도적으로 구조조정하고 수익구조를 바꾸는 것이 양약이라면 한약은 고문단이 파견되어 어떻게 어려운지를 보고 기획이 부족하면 기획을 자금이 부족하면 자금을 인력이 부족하면 인력을 보충해주는 것이 한약이다.

회사의 경영이 아주 파탄이 났을 때는 양약이 훨씬 효율적이고 그런 방법 밖에 없겠지만 나름대로 건강을 유지하는 회사인 경우는 한의의 방법이 아주 적절할 것이다.

　이런 점에서 볼 때 양의는 중환자의 경우에는 아주 탁월하겠지만 그 외에는 좀 과한 점이 많다고 하겠다.

　처방의 예를 들면 감기로 인해서 목 뒤가 뻣뻣하고 열이 조금 있고 오한이 약간 있으며 콧물이 나거나 식은땀이 약간 날 때 쓰는 계지탕桂枝湯이라는 처방은 구성이 계지桂枝, 감초甘草, 작약芍藥, 생강生薑, 대추大棗로 이루어져 있으며 추가로 뜨끈뜨끈한 흰죽을 더 먹게 되어 있는데 이 처방은 혈액의 피부순환을 늘이면서 땀을 가볍게 내어 진피층과 피하층을 따뜻하게 하여서 면역기능을 좀 더 활발하게 해주는 것이 목표이다.

　그렇다면 약을 안 쓰고 이불을 덮어쓰고 땀을 내는 것은 어떠한가? 땀을 살짝 낼 수만 있으면 계지탕을 쓰지 않아도 전혀 무방하지만, 계지탕을 먹은 것과 먹지 않은 것은 몸의 컨디션에서는 차이가 좀 난다.

　즉, 아이들이 감기로 열이 많이 있을 때 이불을 덮어서 땀을 푹 내는 것은 한방요법이고 먹으면 땀이 쉽게 나는 계피나 생강, 꿀물, 설탕물, 뜨거운 죽 같은 것은 한약에 해당되고 해열제나 항생제를 써서 그 감기로 인한 면역기전에 직접 작용을 하는 것은 양방의 요법이다. 여기에서의 차이는 한약은 스스로 치료하는 데 도움을 주는 것이라 다음에 새로 감기가 든다 하더라도 스스로 이겨낼 힘이 생기지만 양약은 그렇지가 않는 경우가 일반적이다.

　이렇듯 한약은 양약에 비해서 하는 일이 무조건적이지 않다. 두통, 치통, 생리통에 쓰는 진통제 광고를 텔레비전에서 많이 본다. 우리는 이 광고가 이해가 가지 않는다. 왜냐하면 한의에서는 두통과 치통과 생리통은 기전이 전혀 다르다. 그래서 약물들도 전혀 공통점이 없다. 저렇게 무조건 듣는 약이 있다는 것에 대해서는 참 부럽지만 걱정도 된다.

한약이라는 것은 특별한 것이 없다. 다 주위에서 보는 것이다. 한약이 간에 해롭다고 또 한약이 신장에 해롭다고 하는 사람들은 어떤 것이 한약인지 목록에서나마 확인해봤으면 한다.

정말로 한약이 간에 해롭다면 아마도 먹을 것이 아무것도 없을 것이다. 다른 말로 하면 매일 먹는 것이 한약이며 사람은 한약으로 하루하루를 연명하고 있는 것이다.

위의 음식의 목록 중 한약으로 쓰이고 있는 것이 상당히 많은데 그중 필자가 한번이라도 써본 약들을 참고삼아 나열해볼까 한다.

씀바귀, 치자, 연밥, 청염, 죽순, 제니, 오이, 유당, 은행, 울금, 더덕, 좁쌀, 찹쌀, 돼지고기, 배, 상추, 구기자, 장류, 굴껍질, 목이버섯, 사철쑥, 밀, 율무, 맥문동, 계란흰자, 계란노른자, 녹차, 파, 박하, 연밥, 배추, 칡, 백강잠, 현미, 콩, 멥쌀, 여주, 용안육, 녹두, 검은참깨, 콩나물, 변두콩, 쑥, 달걀, 매실, 팥, 복분자, 딸기, 소고기, 무, 호두, 보리, 마, 박하, 도라지, 인삼, 생강, 밤, 소금, 묵은쌀, 해삼, 엿질금, 쥐눈이콩, 미꾸라지, 연근, 유자, 누룩, 엿, 밀가루, 오미자, 모과, 식초, 당귀, 방풍, 자소엽, 겨자, 천궁, 부추, 쑥, 강황, 염소고기,

술, 계피, 건강, 옻, 고추 정도를 써봤으며 이중에서 술, 천궁, 당귀, 생강, 계피, 건강, 대추, 박하, 밀가루, 엿질금, 식초, 인삼, 박하, 귤 껍질, 누룩, 도라지, 소금, 쥐눈이콩 같은 것은 거의 매일 쓰는 한약 재이다.

농·임산물 중에서 식재료와 한약재료가 같이 될 수 있는 113종이 식약청에서 발표가 되어서 관리되고 있으며 음식으로는 못 쓰는 종류도 143종 정도가 있는데 처방하다 보면 음식으로 쓸 수 있는 것만으로 구성이 되는 경우도 많다.

한편 음식의 입장에서는 어느 한쪽으로 몰아서 먹게 되면 약효를 가지게 되는데 약효를 가지게 되면 기능이 생기고, 기능이 생기면 오래 먹을 수 없기 때문에 골고루 먹으라고 이야기하는 것이다.

한때는 처방 이름에 속아서 비방이나 만병통치약을 만들거나 구해보려고 한 적도 많았다. 다들 아는 유명한 약, 예를 들면 공진단, 경옥고, 만병해독단, 익수영진고, 산삼, 홍삼, 사향, 침향이니 하는 모든 것들을 무조건 누구한테나 좋다고 이야기한다면 그것은 의사가 아니다.

한의에서 가장 중요한 것은 진단이다. 이것은 어느 의서든 강조에 강조를 해뒀다. 만약 약이 좋아서 무조건 듣는다면 진단이 왜 필요할 것인가?

하지만 500년 전에 쓰인 의서조차 진단의 정밀성을 강조에 강조를 했다. 500년 전에는 지금보다 더 자연산이고 인삼도 있겠지만 산삼도 많았을 것이고, 재배된 것보다는 산에서 캔 상등품이 더 많았을 것인데도 좋은 약 먹으면 된다는 말보다는 진단을 잘해야 한다는 말을 수도 없이 강조에 강조를 한 이유가 무엇인지 생각을 해 봐야 한다.

체질 의학에서는 체질의 편차에 따라 좋은 음식과 나쁜 음식을 구분해뒀는데 처음에는 체질의 약점이 보강이 되어 좋을 수 있지만 꾸준히 먹다가 어느 정도가 지나면 반드시 부작용이 날 수밖에 없다.

이것은 몸에 좋은 음식이라도 계속 먹게 되면 몸에서 더 이상 필요 없게 되어 그다음부터는 독毒으로 작용하게 되기 때문이다. 경제학에서 나오는 한계효용체감의 법칙이 여기에서도 진리이다.

체질은 변하지 않는다는 것은 정설이지만 몸의 상태는 먹는 음식이나 환경에 많이 좌우되기 때문이다.

한약의 목표는 임신했을 때는 효자를 낳게 하고, 어렸을 때는 성장에 도움이 되고, 장성해서는 일을 많이 할 수 있도록 하고, 노년이 되어서는 편안히 생을 보낼 수 있도록 하는 것이다.

모쪼록 건강에 이상이 생긴다는 생각이 들면 혼자서 고민하거나 당치도 않는 건강기능식품으로 버티다가 뒤늦게 동분서주하지 말고 평소에 가까운 한의원에 가서 진료와 조언을 듣는 것이 건강하고도 행복한 생활에 도움이 될 것이다.

식·약 공용으로 사용 가능한 주요 농·임산물

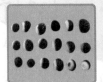

1. 가시연꽃씨앗(검인)

2. 갈대뿌리(노근)

3. 감초

4. 개다래나무열매(목천료)

5. 겐티아나

11. *구절초

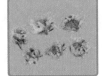

12. 국화(감국)

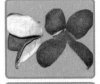

13. 귤나무열매껍질(진피)

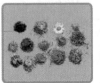

14. 금불초(선복화)

15. 금앵자

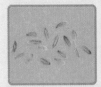

21. 대회향(팔각회향)

22. 도라지(길경)

23. *독활

24. 동과씨(동과자)

25. 두충

31. 무우씨(내복자)

32. 민들레(포공영)

33. 박하

34. *배초향(곽향)

35. 백강잠

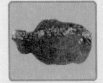

41. 복신

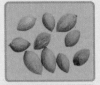

42. 비자

43. *비파엽

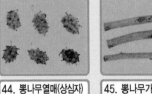

44. 뽕나무열매(상심자)

45. 뽕나무가지(상

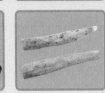

51. *산대추씨(산조인)

52. 산사

53. 산수유

54. 산약

55. 대마씨(마인)

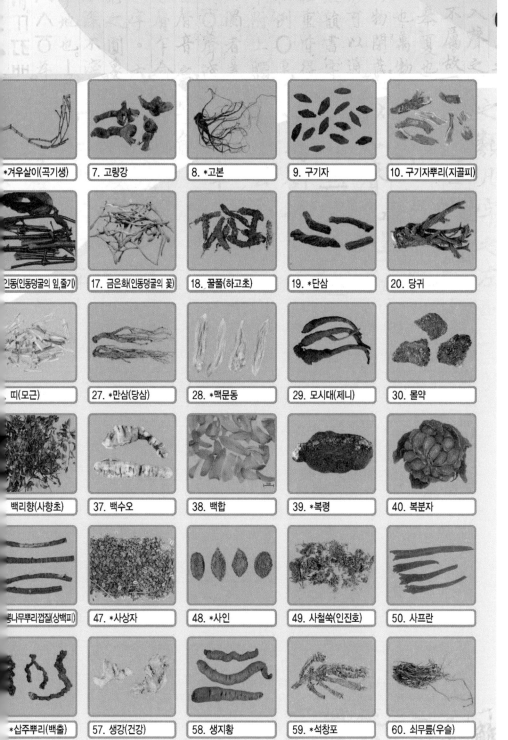

*겨우살이(곡기생)	7. 고량강	8. *고본	9. 구기자	10. 구기자뿌리(지골피)
인동(인동덩굴의 잎,줄기)	17. 금은화(인동덩굴의 꽃)	18. 꿀풀(하고초)	19. *단삼	20. 당귀
띠(모근)	27. *만삼(당삼)	28. *맥문동	29. 모시대(제니)	30. 몰약
백리향(사향초)	37. 백수오	38. 백합	39. *복령	40. 복분자
나무뿌리껍질(상백피)	47. *사상자	48. *사인	49. 사철쑥(인진호)	50. 사프란
*삽주뿌리(백출)	57. 생강(건강)	58. 생지황	59. *석창포	60. 쇠무릎(우슬)

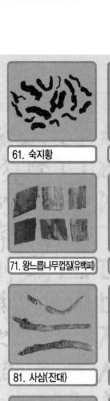61. 숙지황	62. 알로에(노회)	63. *어성초	64. 음나무껍질(해동피)	65. 엉겅퀴(대계)
71. 왕느릅나무껍질(유백피)	72. 용안육	73. 원지	74. 육계가지(계지)	75. 육계(계피)
81. 사삼(잔대)	82. 전칠삼(삼칠)	83. 정향	84. *죽력	85. *쥐오줌풀(길초)
91. 차즈기잎(자소엽)	92. *창출	93. *천궁	94. 천마	95. *천문동
101. *침향	102. 택란	103. *토사자	104. *필발	105. 하수오
111. 황기	112. 회향	113. *회화나무열매(괴각)		

※ 식·약 공용으로 판매·사용할 경우 식품의 기준 및 규격에 등재되어 있지 않은 원료는 사용할 수 없습니다.
– 식품의약품안전처 홈페이지(www.mfds.go.kr) 법령·자료 〉 고시·훈령·예규 〉 수입식품등 검사에 관한 규정

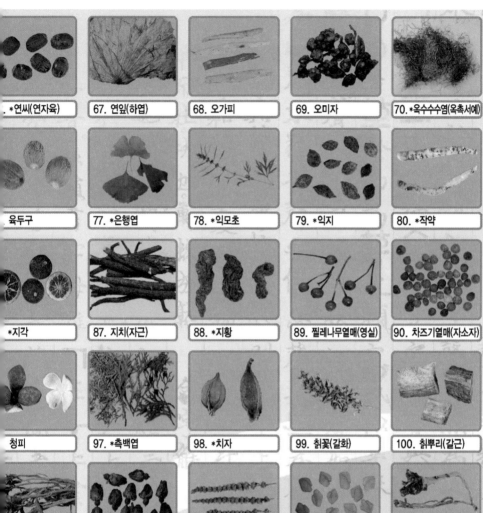

.*연씨(연자육)	67. 연잎(하엽)	68. 오가피	69. 오미자	70.*옥수수염(옥촉서예)
육두구	77. *은행엽	78. *익모초	79. *익지	80. *작약
*지각	87. 지치(자근)	88. *지황	89. 찔레나무열매(영실)	90. 차즈기열매(자소자)
청피	97. *측백엽	98. *치자	99. 칡꽃(갈화)	100. 칡뿌리(갈근)
. 한속단	107. 해당화(매괴화)	108. 형개	109. 호로파	110. 황금

*표시는 식품에 제한적으로 사용할 수 있는 농·임산물입니다.

〈사용조건〉

37. 백수오 : 물추출물에 한함
59. 석창포 : 물추출물에 한함
77. 은행엽 : 침출차의 원료로만 사용
84. 죽력 : 주류의 원료로만 사용

※ 이 외의 제한적 원료는 다음의 사용기준을 따른다.
(가) 가공 전 원재료의 중량을 기준으로 원료배합시 50% 미만 사용하여야 한다.
(나) 혼합성분의 총량이 제품의 50% 미만이어야 한다.
(다) 다만, 다류, 음료류, 주류 및 향신료 제조 시에는 제품의 구성원료 중 "식품에 제한적으로 사용할 수 있는 원료"에 속하는
식물성원료가 1 가지인 경우에는 "식품에 사용할 수 있는 원료"로 사용할 수 있다.

▶ 문의처 : 충북 청주시 흥덕구 오송읍 오송생명2로 187 식품의약품안전처 농축수산물안전과 (☎ 043-719-3245), 식품의약품안전처 식품기준과 (☎ 043-719-2431)

[식약청 약식 공동한약사진]